In Verbindung mit den Büchern der Ärztlichen Praxis und nach den gleichen Grundsätzen redigiert, erscheint die Monatsschrift

Die Ärztliche Praxis

Unter steter Bedachtnahme auf den in der Praxis stehenden Arzt bietet sie **aus zuverlässigen Quellen sicheres Wissen** und berichtet in kurzer und klarer Darstellung über alle Fortschritte, die für die ärztliche Praxis von unmittelbarer Bedeutung sind.

Der Inhalt des Blattes gliedert sich in folgende Gruppen:

Originalbeiträge: Diagnostik und Therapie eines bestimmten Krankheitsbildes werden durch erfahrene Fachärzte nach dem neuesten Stand des Wissens zusammenfassend dargestellt.

Fortbildungskurse: Die internationalen Fortbildungskurse der Wiener medizinischen Fakultät teils in Artikeln, teils in Eigenberichten der Vortragenden. Das Gesamtgebiet der Medizin gelangt im Turnus zur Darstellung.

Seminarabende: Dieser Teil gibt die Aussprache angesehener Spezialisten mit einem Auditorium von praktischen Ärzten wieder.

Neuere Untersuchungsmethoden: Die Rubrik macht mit den neueren, für die Praxis geeigneten Untersuchungsmethoden vertraut.

Aus neuen Büchern: Interessante und in sich abgeschlossene Abschnitte aus der neuesten medizinischen Literatur.

Zeitschriftenschau: Klar gefaßte Referate sorgen dafür, daß dem Leser nichts für die Praxis Belangreiches aus der medizinischen Fachpresse entgeht.

Der Fragedienst vermittelt jedem Abonnenten in schwierigen Fällen, kostenfrei und vertraulich, den Rat erfahrener Spezialärzte auf brieflichem Wege. Eine Auswahl der Fragen wird ohne Nennung des Einsenders veröffentlicht.

Die Ärztliche Praxis kostet **im Halbjahr zurzeit Reichsmark 3·60** zuzüglich der Versandgebühren.

Alle Ärzte, welche die Zeitschrift noch nicht näher kennen, werden eingeladen, Ansichtshefte zu verlangen.

Verlag von Julius Springer in Wien
I., Schottengasse 4.

DIE AKUTE MITTELOHRENTZÜNDUNG

VON

PROFESSOR DR. **OTTO MAYER**
WIEN

MIT 3 TEXTABBILDUNGEN

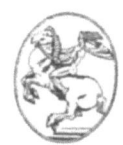

WIEN UND BERLIN
VERLAG VON JULIUS SPRINGER
1928

ISBN-13: 978-3-7091-9682-3   e-ISBN-13: 978-3-7091-9929-9
DOI: 10.1007/978-3-7091-9929-9

ALLE RECHTE, INSBESONDERE DAS DER ÜBERSETZUNG
IN FREMDE SPRACHEN, VORBEHALTEN
COPYRIGHT 1928 BY JULIUS SPRINGER IN VIENNA

Vorwort.

Die folgenden Ausführungen sind nicht für Ohrenärzte bestimmt, auch nicht für solche Ärzte, die sich längere Zeit mit Ohrenheilkunde beschäftigt haben; sie richtet sich vielmehr ausschließlich an jenen praktischen Arzt, der keine Gelegenheit hatte, sich eingehendere Kenntnisse in diesem Fache zu erwerben, der aber doch durch die Verhältnisse gezwungen ist, Ohrenkranke zu behandeln; ihm soll das Notwendigste über die akute Otitis media in Kürze mitgeteilt werden.

Manche Wiederholungen im Texte wurden mit Absicht belassen, damit jene Leser, die die Ausführungen nicht in einem Zuge lesen können und sich im Bedarfsfalle rasch orientieren wollen, nicht durch Hinweise auf frühere Bemerkungen aufgehalten werden.

Wien, im Jänner 1928.

Der Verfasser

Inhaltsverzeichnis.

	Seite
Anatomische Bemerkungen	1
Über die Otoskopie	4
Die Infektionswege	6
Einteilung der akuten Mittelohrentzündungen	7
Der akute Mittelohrkatarrh und der Tubenkatarrh	8
Die akute Mittelohrentzündung (Otitis media acuta) und die Mittelohreiterung (Otitis media suppurativa acuta)	12
Besondere Verlaufsformen:	
1. Stürmischer Verlauf	26
2. Verlauf mit Abszeßbildung (Empyem) im Warzenfortsatze	27
3. Die schleichende Form (Mucosusotitis)	30
Verlauf bei verschiedenen Allgemeinerkrankungen	31
Otitis bei Infektionskrankheiten: Scharlach, Masern, Typhus, Grippe	31
Otitis bei anderen Krankheiten: Diabetes, Nephritis	33
Komplikationen der Otitis media acuta	34
1. Labyrinthitis	34
2. Hirnabszeß	36
3. Sinusthrombose (Otogene Sepsis)	37
4. Meningitis	41
Frühmeningitis	41
Spätmeningitis	42
Ausgänge	44

Anatomische Bemerkungen.

Einleitend wollen wir uns in kurzem das Wichtigste von den anatomischen Verhältnissen des Mittelohres ins Gedächtnis zurückrufen, um den nachfolgenden Ausführungen leichter folgen zu können.

Das Mittelohr besteht aus drei miteinander in Verbindung stehenden Teilen. Erstens aus der Ohrtrompete (Tuba Eustachii), zweitens der Paukenhöhle (Cavum tympani) und drittens dem Warzenfortsatze (Processus mastoideus).

Die Ohrtrompete stellt ein langes Rohr dar, das einerseits mit einem dicken Ende in den Rachen hineinragt, wo es die Schleimhaut wulstartig vorwölbt (Tubenwulst), und andererseits mit einem sich allmählich verschmälernden Teile in die

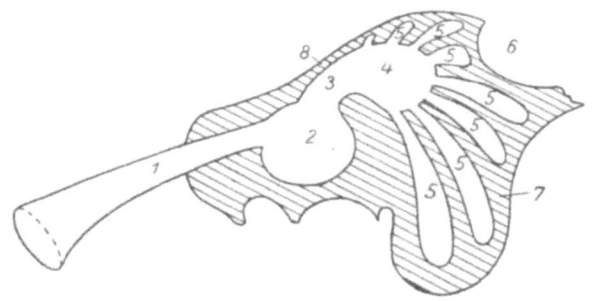

Abbildung 1. Schematischer Längsdurchschnitt durch das Mittelohr (nach Boennighaus).

1 Eustachische Röhre, 2 Paukenhöhle, 3 Aditus ad antrum, 4 Warzenhöhle (Antrum mastoideum), 5 pneumatische Räume des Warzenfortsatzes (Cellulae mastoideae), 6 Sulcus sigmoideus, 7 Warzenfortsatz (Processus mastoideus), 8 Tegmen cavi tympani et antri mastoidei.

Paukenhöhle mündet. Die dickere, gegen den Nasenrachen gelegene Hälfte der Ohrtrompete ist knorpelig, die dünnere in die Paukenhöhle führende knöchern.

Die Paukenhöhle wird mit dem Hohlraume einer Trommel oder Pauke verglichen. Von den mit Fell bespannten Flächen der Trommel entspricht die eine dem Trommelfell, durch welches die Paukenhöhle vom äußeren Gehörgang abgeschlossen wird, die andere der medialen Paukenhöhlenwand, welche aber von einem festen Knochen gebildet wird, der das Labyrinth einschließt. In diese Wand sind zwei durch Bindegewebe fest verschlossene Lücken eingelassen, die beiden Labyrinthfenster. Zwischen den beiden Fenstern liegt ein sich konvex in die Paukenhöhle wölbender Knochenvorsprung, das Promontorium. Die Paukenhöhle ist mit Schleimhaut ausgekleidet. In der Paukenhöhle liegen gelenkig miteinander verbunden die Gehörknöchelchen: Der Hammer (Malleus), der Ambos (Incus) und der Steigbügel (Stapes), der sich an das ovale Fenster des Labyrinthes anschließt.

Von der Paukenhöhle führt nach hinten und oben ein Gang in die bohnenförmige W a r z e n h ö h l e (Antrum mastoideum). Der verbindende Gang wird Aditus ad Antrum genannt; er ist deshalb wichtig, weil in ihm ein Bogengang des Labyrinths, und zwar der horizontale oder äußere Bogengang an die Oberfläche tritt. Diese Stelle des Bogenganges ist bei granulierenden Entzündungsprozessen recht gefährdet, weil dort sehr leicht Arrosionen des Knochens und Einbrüche in das Labyrinth entstehen können. In das Antrum mastoideum münden von allen Seiten, namentlich aber von hinten und unten her die W a r z e n z e l l e n (Celluloe mastoideae) ein, welche scheinbar unregelmäßig angeordnet sind, tatsächlich aber mit ihrem nicht sehr engen Halse flaschenförmig in das Antrum münden. Die Warzenhöhle und die Warzenzellen liegen in dem Teile des Schläfebeines, welchen man Warzenfortsatz nennt. Die Warzenfortsätze sind bei den verschiedenen Menschen verschieden beschaffen; man unterscheidet pneumatisierte, wenn sie viele lufthältige Räume und dünne Zwischenwände enthalten, oder diploetische Warzenfortsätze, wenn der Knochen spongiös ist. Nicht selten besteht eine Mischung beider Typen. Diese Verschiedenheit in der Beschaffenheit der Warzenfortsätze liegt in Besonderheiten der Entwicklung der einzelnen Fälle; da spielen einerseits Rasseneigentümlichkeiten, andererseits Hemmungen der Entwicklung infolge Mittelohrentzündungen während der ersten Lebenswochen eine Rolle. Der Warzenfortsatz und das Antrum bilden mit ihrer hinteren Fläche die Begrenzung der hinteren Schädelgrube, des Sitzes des Kleinhirns. In den Knochen der Warzenfortsätze gräbt sich ferner der Sulcus sigmoideus sehr tief ein, in welchem der Sinus sigmoideus gelegen ist.

Über dem Dache der Paukenhöhle und des Antrums liegt die mittlere Schädelgrube und in dieser der Schläfelappen des Großhirns. In dem knöchernen Dache (Tegmen) der Paukenhöhle befinden sich nicht so selten Knochenlücken und überdies führen manchmal breite Gefäßverbindungen durch den Knochen der Paukenhöhle in die Dura mater.

Das innere Ohr besteht aus der Schnecke und dem Labyrinthe. Die Schnecke, welche der Schallperzeption dient, liegt vorn unten in der Paukenhöhle und wird vom Promontorium bedeckt; das Labyrinth, welches aus dem Vestibulum und den drei Bogengängen besteht und das der Orientierung im Raume und der Er-

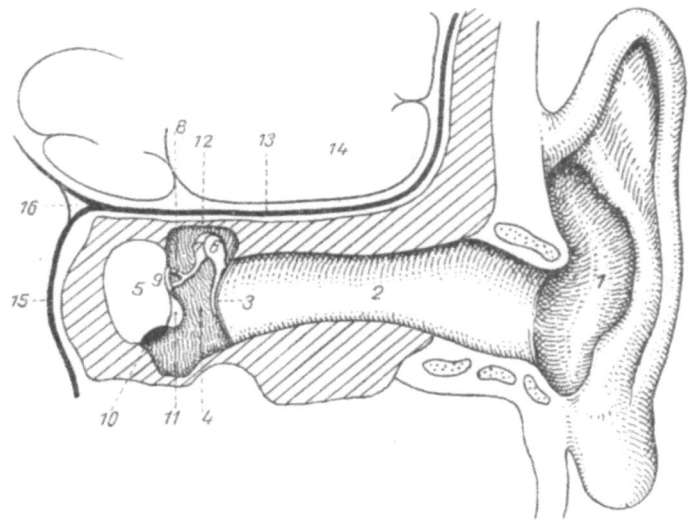

Abbildung 2. Halbschematischer Querdurchschnitt des Gehörorganes.

1 Ohrmuschel, 2 äußerer Gehörgang, 3 Trommelfell, 4 Paukenhöhle, 5 Labyrinth, 6 Hammer, 7 Amboß, 8 Steigbügel, 9 ovales Fenster, 10 rundes Fenster, 11 Promontorium, 12 Paukendach (Tegmen tympani), 13 Dura der mittleren Schädelgrube, 14 Schläfelappen des Großhirnes, 15 Dura der hinteren Schädelgrube, 16 Sinus petrosus superior.

haltung des Gleichgewichtes dient, liegt über und hinter der Schnecke, dem Aditus und dem Antrum benachbart.

Das Trommelfell ist eine sehr feste Membran, welche die Paukenhöhle gegen den äußeren Gehörgang abschließt. Es ist leicht trichterförmig nach innen (paukenhöhlenwärts) eingezogen und enthält in seiner oberen Hälfte den Griff des Hammers, der mit einem knopfartigen, weißen Gebilde, dem kurzen Fortsatz aus der Trommelfellfläche vorragt; dieser weiße Knopf ist der wichtigste Anhaltspunkt bei der Orientierung am Trommelfell.

Über die Otoskopie.

Die Untersuchung des Ohres beginnt mit der Inspektion und Palpation der Ohrmuschel und des Warzenfortsatzes.

Hierauf wendet man sich zur eigentlichen Otoskopie, der Untersuchung des äußeren Gehörganges und des Trommelfelles mit dem reflektierten Lichte. Zur Otoskopie braucht man erstens einen R e f l e k t o r. Man verwende einen größeren, auch zur laryngologischen Untersuchung brauchbaren Spiegelreflektor mit zentralem, großem o v a l e m Loch. Der Reflektor soll mit einem Doppelgelenke an einer Stirnplatte befestigt sein, die mittelst eines festen Bandes um die Stirne unverrückbar festgebunden wird. Man

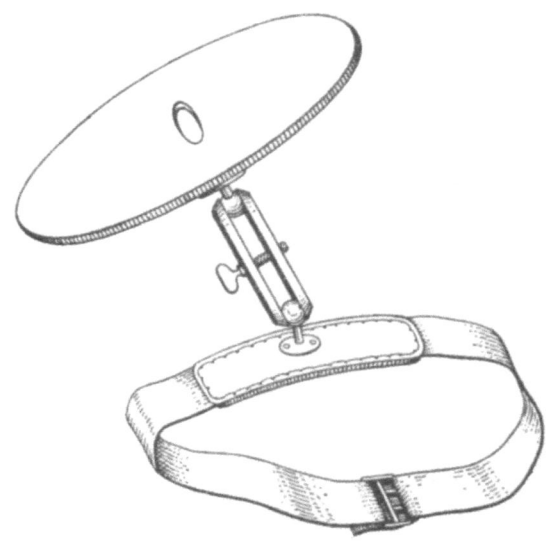

Abbildung 3. Stirnreflektor.

vermeide elastische Bänder zur Befestigung an der Stirne; auch ist es nicht zweckmäßig, kleine Reflektoren mit einem kreisrunden Loch zu benützen, wodurch das Otoskopieren unnütz erschwert würde. Das Doppelgelenk verleiht dem Reflektor eine viel größere Beweglichkeit und erleichtert die Einstellung des Lichtes wesentlich.

Das zweite wichtige Erfordernis für die Otoskopie ist eine gute L i c h t q u e l l e. Am häufigsten dient als Lichtquelle ein Gasglühlicht oder eine starke elektrische Birne. Gewohnheitsmäßig kann man aber auch mit Tageslicht arbeiten, zum Beispiel mit dem hellen Himmel oder den weißen Wolken als Lichtquelle; mitunter müssen aber auch eine Petroleumlampe oder eine Kerze genügen. Wichtig ist aber, daß die Lichtquelle ruhig an derselben Stelle bleibt; es ist daher nicht gut, das Licht halten zu lassen, und schon gar nicht von einer nervösen Person halten zu lassen; man stelle das Licht womöglich auf einen Tisch zur Linken des Untersuchenden, rechts vom Kopf des Kranken in die Höhe des Ohres.

Ist der äußere Gehörgang weit, so gelingt es in der Regel schon ohne Einführung eines Ohrtrichters, das Trommelfell zu sehen, wenn man die Ohrmuschel stark nach hinten und oben zieht. Ist der äußere Gehörgang jedoch eng oder sind störende Haare vorhanden, so muß man einen O h r t r i c h t e r in den Gehörgang einführen. Hiebei beachte man aber folgendes: Man nehme immer den im speziellen Fall größtmöglichen Ohrtrichter, weil man damit ein größeres Gesichtsfeld einstellt. Den Trichter soll man nie bis in den knöchernen Teil des äußeren Gehörganges einschieben, weil dies schmerzt, zu Husten reizt und außerdem gar nicht notwendig ist. Man führe ferner den Ohrtrichter leicht und ohne Druck ein und ziehe dabei stets die Ohrmuschel mit der anderen Hand nach hinten und oben. Knorpeliger und knöcherner äußerer Gehörgang stehen in einem nach vorne offenen Winkel zueinander und müssen erst durch Zug in eine Achse gebracht werden. (Die Form des Ohrtrichters ist kaum von Bedeutung. Metalltrichter haben den Vorzug, daß sie unzerbrechlich sind und ausgekocht werden können.)

Ist der äußere Gehörgang durch Ohrenschmalz, durch Eiter oder desquamiertes Epithel auch nur zum Teil angefüllt, so entferne man diese Masse durch eine zarte Spülung mit Wasser von Körpertemperatur und trockne den Gehörgang hierauf mit Watte aus. Auch bei der Spülung des Ohres muß die Ohrmuschel nach hinten oben gezogen werden und ebenso beim Austupfen. Das Austupfen soll nicht in der Weise geschehen, daß die Kniepinzette mit dem Wattetupfer bis zum Trommelfell vorgeschoben wird, weil das ebenfalls schmerzt; man schiebt vielmehr die konisch zusammengedrehte Watte mit der Pinzette allmählich in den äußeren Gehörgang hinein, ohne daß die Pinzette den Eingang des Gehörganges überschreitet.

Es empfiehlt sich ferner, immer zuerst das gesunde Ohr anzusehen, erstens um sich über die normalen Verhältnisse bei dem betreffenden Falle zu informieren und zweitens um den Kranken von der Schmerzlosigkeit der Untersuchung zu überzeugen. Man vergesse ferner nie, sein eigenes Auge, wenn keine Emmetropie besteht, durch Brillen zu korrigieren und sich im Bedarfsfalle den Kopf des Kranken von einer Hilfsperson mit beiden Händen, die links und rechts am Schädel angelegt werden, halten zu lassen.

Die Infektionswege.

Normalerweise ist das Mittelohr keimfrei. Die Wege, auf welchen Bakterien in das Mittelohr hineingelangen können, sind erstens die Ohrtrompete, zweitens der Blutweg und drittens etwaige Löcher im Trommelfelle.

1. Was zunächst den Weg durch die Ohrtrompete betrifft, so ist es ohneweiters klar, daß durch die Ohrtrompete Bakterien aus dem Nasenrachenraum eindringen können. Glücklicherweise ist auch dieser unter normalen Verhältnissen keimfrei, aber er ist sehr häufig bakteriellen Infektionen ausgesetzt und enthält dann oft massenhaft Bakterien. Besonders gefährlich sind wegen der Nähe die retronasalen Anginen, das sind Entzündungen der Rachenmandel; ebenso aber auch die Entzündungen der Nasenschleimhaut und der Nebenhöhlen. Allerdings besitzt die Ohrtrompete eine Schutzvorrichtung in ihrem Flimmerepithel, aber durch eine stärkere entzündliche Schädigung verliert dieses Epithel seine Funktion und die Entzündung kann sich fortschreitend vom Nasenrachenraum über die Tuba auf die Paukenhöhle fortpflanzen. Häufiger als durch diesen Vorgang geschieht die Infektion durch unrichtiges Schneuzen, indem hiebei die Nase gleichzeitig mit beiden Fingern zugehalten wird, statt wie es richtig ist, abwechselnd ein Nasenloch zu schließen und durch das andere die Luft auszublasen. Durch das unrichtige Schneuzen wird leicht infektiöses Material in die Paukenhöhle hineingeschleudert. Dasselbe geschieht auch durch die sogenannte Luftdusche (nach Politzer), wenn sie von Ärzten oder von den Patienten selbst dann gemacht wird, wenn in der Nase oder im Nasenrachenraum entzündliche Prozesse vorhanden sind; das ist natürlich ein Fehler. Es sei gleich hier bemerkt, obwohl davon auch später gesprochen werden wird, daß vor jeder Luftdusche die Nase und der Rachen angesehen werden müssen, ob nicht etwa Eiter oder schleimig eitriges Sekret, dort vorhanden ist oder ob nicht vielleicht Anzeichen von Erkrankung einer Nasennebenhöhle bestehen, in welchen Fällen die Luftdusche unbedingt zu unterlassen ist. Nicht selten führen auch Nasenspülungen, die zum Zwecke der Reinigung der Nase mit einem Irrigator oder mit

einer Spritze oder mit einem Schiffchen oder dergl. vorgenommen werden, zur Mittelohrentzündung. Die Ursache, daß hiebei das infektiöse Material in die Pauke hineingelangt, liegt darin, daß der Patient während des Spülens schluckt; durch den Schluckakt wird die Tube geöffnet und das Wasser gelangt leicht und ohne besonderen Druck in die Paukenhöhle. Da aber das Spülwasser niemals vollkommen steril ist, schon deswegen weil die Spülung ja bei Eiterungen der Nase angewendet wird, kommen Bakterien in die Pauke und so schließen sich dann sehr heftige Entzündungen an solche Spülungen an. Noch gefährlicher sind die nach Schwimmen und Tauchen entstandenen Mittelohrentzündungen; sie entstehen ebenfalls infolge Schluckens von Wasser, während sich die Nase unter Wasser befindet. Untersucht man solche Fälle kurz nachher, so findet man das Trommelfell wie eine Blase hochgradig vorgewölbt und in der Regel folgen foudroyant verlaufende Entzündungen des Mittelohrs, weil ja das Badewasser, besonders das der Badeanstalten, reich an pathogenen Keimen ist.

2. Der zweite Weg, auf welchem das Mittelohr infiziert werden kann, ist der B l u t w e g. Diese Art der Infektion ist verhältnismäßig sehr selten oder vielmehr selten als solche nachweisbar, denn mit Sicherheit können wir nur dann auf diesen Modus der Infektion schließen, wenn das Mittelohr plötzlich entzündlich erkrankt, ohne daß in Nase und Rachen eine Entzündung vorhanden ist. Wir sehen diese Form der Entzündung besonders häufig bei der Influenza, wo plötzlich mit Schüttelfrost und Fieber haemorrhagische Blasen am Gehörgang und am Trommelfell auftreten, so daß wir eine Infektion auf dem Blutwege annehmen müssen.

3. Ein nicht seltenes Vorkommnis ist die Entstehung der Mittelohreiterung durch Infektion vom Gehörgange aus, sei es, daß das Trommelfell durch ein Trauma eingerissen worden ist, oder daß von einer früheren Mittelohrentzündung her eine dauernde Perforation besteht.

Einteilung der akuten Mittelohrentzündungen.

Die akute Mittelohrentzündung tritt in verschiedener Stärke auf, wodurch ihr Verlauf entscheidend beeinflußt wird. Man unterscheidet zwei Haupttypen, einen milde verlaufenden Typus, welchen man Mittelohr k a t a r r h nennt und der oft auf die Tuba Eustachii beschränkt ist und dann als Tubenkatarrh bezeichnet wird, und zweitens einen schwerer verlaufenden Typus, der als Mittelohr e n t z ü n d u n g oder Mittelohr e i t e r u n g bezeichnet wird, letzteres dann, wenn der Eiter durch das Trommelfell in den äußeren Gehörgang spontan durchbricht oder wenn ihm durch einen Trommelfellschnitt (Paracentese) künstlich Abfluß geschaffen werden mußte. Pathologisch-anatomisch handelt es sich aber bei den beiden Formen des schweren Typus um ganz gleiche Vorgänge, ob nun die Durchlöcherung des Trommelfells erfolgt oder nicht; und meistens geht ja auch die Mittelohrentzündung in eine Mittelohreiterung über, weshalb es praktisch nicht nötig ist, zwei verschiedene Unterarten der schweren Mittelohrentzündung zu unterscheiden.

Der akute Mittelohrkatarrh und der Tubenkatarrh (Otitis media catarrhalis acuta).

Pathologische Anatomie. Beim akuten Katarrh ist im Mittelohr die Schleimhaut infolge Erweiterung der Blutgefäße und Ausscheidung von flüssigem und zelligem Exsudat in die Schleimhaut verdickt; in den lufthältigen Räumen ist flüssiges Exsudat vorhanden, welches sich durch Schleimbeimengung oder durch seröse Beschaffenheit kennzeichnet, aber nur einen geringen Gehalt an Leukozyten und roten Blutkörperchen aufweist.

Ursache. Der akute Mittelohrkatarrh entsteht fast ausnahmslos im Anschlusse an akute entzündliche Erkrankungen der Nase, des Nasenrachens und des Rachens, insbesondere sind Schnupfen, Nebenhöhleneiterungen, Anginen der Rachen- und Gaumenmandeln die Ursache des Mittelohrkatarrhs.

Krankheitserscheinungen:

Im Anschlusse an einen Schnupfen oder dergleichen wird auf einem oder beiden Ohren schlecht gehört, es wird Ohrensausen, Krachen im Ohr beim Schlucken und Schneuzen und das Gefühl der Völle im Ohr gespürt; der Patient sagt, das Ohr sei wie verstopft. Oft ist auch ein ganz leichtes Stechen zu vermerken. Selten besteht ein Schwindelgefühl. Manchmal wird angegeben, daß das Gefühl bestehe, als ob Wasser im Ohr wäre, ja manche geben an, daß sich das Wasser im Ohr bewege und daß sich beim Liegen das Gehör bessere.

Lokaler Befund. Die Betastung des Warzenfortsatzes, Druck auf den Tragus, Ziehen an der Ohrmuschel ist nicht schmerzhaft. Die Haut des Gehörganges ist nicht geschwollen, es besteht kein Ausfluß und beim Abziehen der Ohrmuschel nach hinten sieht man bei entsprechend weitem Gehörgang schon ohne Trichter, daß das Trommelfell blaß und nicht geschwollen ist. Bei genauerer Betrachtung mit dem Ohrtrichter und unter guter Beleuchtung mit dem Reflektor sieht man eine Einziehung des Trommelfelles, kenntlich vor allem an dem starken Vorspringen des kurzen Fortsatzes des Hammers, der als weißer Knopf deutlich in der oberen Hälfte des Trommelfelles erscheint. Es sei für Geübtere als Zeichen der Trommelfelleinziehung noch erwähnt die perspektivische Verkürzung des Hammergriffes, das Vorspringen der hinteren Falte und die Unregelmäßigkeit des Lichtreflexes. Diese Einziehung des Trommelfelles beruht auf Resorption der Luft im Mittelohre bei Verschluß der Eustachischen Röhre.

Bei serösem Exsudat im Mittelohre findet man am Trommelfell etwa in mittlerer Höhe eine dunkle Linie, welche das Niveau der in der Paukenhöhle befindlichen Flüssigkeit anzeigt. Durch Verschieben des Kopfes ändert sich das Niveau wie das einer Wasserwage. Beim Übergange in die horizontale Lage fließt das seröse Exsudat in das Antrum und in die Zellen des Warzenfortsatzes ab; daher das bessere Gehör beim Liegen.

Als eine besondere Form der Erkrankung wird von manchen Ohrenärzten die mit Blasenbildung am Trommelfell einhergehende sogenannte Myringitis bullosa angesehen, die plötzlich mit stechendem Ohrschmerz einsetzt und nach kurzer Zeit wieder abklingt. Es handelt sich hier in Wirklichkeit aber doch um eine leichte, mit Blasenbildung einhergehende Mittelohrentzündung.

Diagnose. Ein Mittelohrkatarrh ist bei Auftreten von Schwerhörigkeit bei einer entzündlichen Erkrankung von Nase und Rachen und bei Fehlen von Fieber und Ohrschmerzen wahrscheinlich. Ähnliche Symptome kann aber auch ein Ceruminalpropf machen; daher ist stets nachzusehen, ob der äußere Gehörgang frei und das Trommelfell sichtbar ist.

Therapie. Das wichtigste Moment in der Behandlung des Mittelohrkatarrhes ist die Behandlung der ursächlichen Erkrankung in der Nase und im Rachen. Besteht ein akuter Schnupfen, so gibt man die gebräuchlichen Diaphoretica, bei Fieber verordnet man Bettruhe und Salizyl oder Aspirin oder dergleichen; weiters verordnet man Aufschnupfen von Paraffinum liquidum oder 1—2% Menthol-Vaselinöl. (Rp. Menthol 0.5—1.0, Vaselini liquidi 50.0, D. S. Nasenöl). Gute Dienste leistet oft ein **Kopflichtbad**, das man zur Not auch aus einer großen Hutschachtel, einer Glühbirne und einem großen Tuche improvisieren kann. Die Augen müssen im Lichtbade durch Verbinden mit einer schwarzen Binde geschützt werden.

Besteht der Schnupfen schon eine Woche, so kann man die Schleimhaut der Nase durch Pinseln mit 10% Kokainlösung zum Abschwellen bringen; dann spritzt man mit einem Zerstäuber eine $^1/_4$%ige Lösung eines Silbereiweißpräparates (Choleval, Protargol u. s. w.) in die Nase. Bei starker eitriger Sekretion läßt man außerdem noch 2% Mentholvaselinöl, Coryfin oder ähnliches aufschnupfen.

Besonders zu achten ist auf Nebenhöhleneiterungen. Unter diesen sind die Kieferhöhleneiterungen die häufigsten. Da sie manchmal außer Schnupfen keine Erscheinungen machen, können sie leicht übersehen werden.

Anginen der Gaumenmandeln (Tonsillen) sind leicht feststellbar. Schwieriger ist es, Anginen der Rachenmandeln (Angina retronasalis oder Adenoitis) zu erkennen; Fieber, verstopfte Nase, Schmerzen und namentlich Schwellungen der Drüsen des Nackens, schleimiges oder eitriges Sekret an der hinteren Rachenwand sind diagnostisch wichtig und allein schon beweisend, wenn die schwierige postrhinoskopische Untersuchung nicht beherrscht wird. Meistens läßt die Schwellung und Rötung der ganzen Rachenschleimhaut keinen Zweifel aufkommen, daß an der Rachenmandel ein entzündlicher Prozeß vorliegt.

Lokale Behandlung. Die weitere Behandlung des Ohres beim Mittelohrkatarrhe verfolgt den Zweck, das im Mittelohr befindliche Exsudat zur Resorption zu bringen und den Übergang der katarrhalischen Erkrankung in eine eitrige zu verhindern. Das Wichtigste ist diesbezüglich das **Warmhalten des Ohres**. Das Tragen von Watte im Ohr, einer mit Watte gefüllten Ohrklappe oder eines warmen Tuches ist den Kranken angenehm und wird von ihnen schon aus eigenem Antrieb vorgenommen. Außerdem ist **lokale Wärmeanwendung** zu empfehlen; Thermophor, Breiumschläge, Alkoholverbände wirken in gleicher Weise. Zum **Breiumschlag** nimmt man Leinsamenmehl, Leinsamen, Heublumen oder dergl.; man kocht eine größere Menge von einer dieser Drogen in einem Geschirre, gießt dann das Wasser ab und schüttet die heiße Masse auf ein Tuch, faltet es zusammen und quetscht das Wasser aus; dann wickelt man das Ganze in ein anderes trockenes Tuch und nunmehr legt sich der Patient mit dem kranken Ohr darauf. Da diese Masse die Wärme sehr lange hält, kann man diesen Umschlag vor dem Schlafengehen bereiten, auf den Kopfpolster legen und den Kranken darauf schlafen lassen. Den **Alkoholverband** macht man in der Weise, daß man die Ohrmuschel zur Vermeidung einer Schädigung der Haut vorher gut mit Vaselin einsalbt, hierauf ein großes Stück hydrophiler Gaze oder ein Taschentuch mit 50%igem Alkohol tränkt, es über die ganze Ohrgegend legt, darüber ein Stück Billrothbatist breitet und hierauf eine Lage Zellstoffwatte oder ein warmes Tuch befestigt; nach zwei Stunden wird der Verband abgenommen, die Ohrmuschel mit Puder eingestaubt und das Ohr mit einem warmen Tuch eingebunden.

Will man unbedingt etwas in das Ohr eingießen, so nehme man nicht pflanzliches oder tierisches Öl, weil dieses einen guten Nährboden für Schimmelpilze darstellt, die eine unangenehme Entzündung des Gehörganges herbeiführen können, sondern man nehme entweder Glyzerin oder Paraffinum liquidum mit Menthol oder 5—10%iges Karbolglyzerin. Am zweckmäßigsten ist es, Streifchen aus weißer Gaze, die mit 50%igem Alkohol oder mit warmer, dreifach verdünnter essigsaurer Tonerde getränkt sind, in den Gehörgang einzuführen und darüber die äußere Gehörgangsöffnung mit Watte zu verschließen. In derselben Weise kann Spirosallösung (Original) verwendet werden.

Wenn die akuten entzündlichen Erscheinungen in der Nase und im Rachen abgeklungen sind, keine Sekretion aus der Nase vorhanden ist, der Rachen blaß und das Hörvermögen trotz der bisherigen Behandlung nach 8 bis 14 Tagen nicht besser geworden ist, dann kann man mit der **Luftdusche nach Politzer** beginnen. Man hüte sich jedoch zu früh damit anzufangen, so lange noch eine Entzündung im Rachen oder in der Nase besteht. Recht häufig sind durch solche unvorsichtige Lufteinblasungen schwere Mittelohrentzündungen verursacht worden; namentlich wenn in der Nase eine Nebenhöhle eitert, ist die Lufteinblasung gefährlich. Die Luftdusche ist ein Ersatzverfahren für den Katheterismus, der für einen Nichtohrenarzt zu schwierig ist. Allerdings gelingt es aber oft mit der Luftdusche nicht, die Luft in das kranke Ohr zu blasen, weil sie leichter in das gesunde Ohr eindringt; immerhin kann man versuchen, dies durch luftdichtes Zuhalten des gesunden Ohres zu verhindern.

Die Ausführung der Luftdusche ist einfach. Man verbindet das eigene Ohr mit dem kranken Ohre durch den Hörschlauch. Hierauf setzt man den mit einer Olive versehenen Ansatz des

Gummiballons in ein Nasenloch und klemmt beide Nasenlöcher fest zu. Während man nun den Kranken „Hugh" sagen oder einen Mundvoll Wasser auf das Kommando „Jetzt" schlucken läßt, komprimiert man rasch den Gummiballon. Ist die Luftdusche gelungen, so hört man durch den Hörschlauch das Einströmen der Luft in das Mittelohr des Kranken. Der Geübtere wird an der Art des Geräusches auch erkennen, ob Exsudat in der Paukenhöhle vorhanden ist, weil man in diesem Fall ein deutliches Blasenspringen hört; unmittelbar nach der Luftdusche kann man bei guter Beleuchtung sogar diese Blasen hinter dem Trommelfell sehen.

Sofort nach der Luftdusche ist das Gehör zu prüfen, über das man sich schon vorher genau orientiert hat. Ist eine deutliche Besserung zu konstatieren, so spricht das ebenfalls wesentlich für die Diagnose „akuter Mittelohrkatarrh", während beim Ausbleiben einer Hörverbesserung an das Bestehen einer anderen Erkrankung, und zwar an die sehr häufig vorkommende nervöse Schwerhörigkeit oder an Otosklerose gedacht werden muß.

Ist eine Hörverbesserung eingetreten, so muß man die Luftdusche in der Regel an einigen folgenden Tagen wiederholen, bis der Erfolg ein dauernder wird. Zu warnen ist jedoch vor zu oft vorgenommener Luftdusche, weil sonst eine Erschlaffung des Trommelfelles eintritt, die in ihren Folgezuständen zu einer argen Belästigung des Kranken führen kann (Flattern des Trommelfelles, Schmerzen beim Schlucken u. s. w.).

Die akute Mittelohrentzündung (Otitis media acuta).

Pathologische Anatomie. Bei der schweren Form der Mittelohrentzündung finden sich dieselben Veränderungen wie beim Mittelohrkatarrhe, nur in viel höherem Grade. Man kann verschiedene Stadien unterscheiden. Die Erkrankung beginnt mit einer hochgradigen, oft haemorrhagischen Exsudation in die Schleimhaut und die Hohlräume der Paukenhöhle, des Antrums und meistens auch des Warzenfortsatzes. Auf die Exsudation der ersten Tage folgt dann das Stadium der Organisation des Exsudats und der Bildung von Granulationsgewebe. Im Warzenfortsatz und seinen Nebenräumen kommt es infolge der Granulationsbildung zur Resorption des Knochens und zur Bildung von Abszessen. Der Prozeß kann in jedem Stadium zur Heilung kommen, er kann aber auch zu schweren Komplikationen führen.

Ursache. Die akute Otitis media entsteht in den meisten Fällen durch Infektion von der Nase oder vom Rachen aus; doch kommen auch Fälle von Entstehen auf dem Blutwege (haematogen) vor und auch solche, wo die Infektion vom Gehörgang aus durch eine Perforation im Trommelfell zustande kommt.

Verlauf. Die schwere akute Mittelohrentzündung setzt mit heftigen Ohrschmerzen und Fieber ein; nach einigen Stunden, oft erst nach Tagen, je nach der Art des Prozesses und der Widerstandsfähigkeit des Trommelfelles, wird das Trommelfell durchbrochen und es kommt zum Ausfluß von anfangs blutigserösem, später eitrigem Exsudate aus dem Ohre. Die Schmerzen lassen nun in der Regel nach und auch die Körpertemperatur geht allmählich herunter. Der Ausfluß, der anfangs dünnflüssig und eitrig war, wird dick-schleimig und hört allmählich ganz auf; das Gehör stellt sich wieder her, die Perforation im Trommelfell schließt sich. Damit ist vollständige Heilung eingetreten.

Die Dauer der einzelnen Stadien der Erkrankung ist sehr verschieden. Meistens dauert es zwei bis drei Tage bis zum Trommelfelldurchbruch, dann fiebert der Kranke noch einige Tage; nach acht Tagen ist er fieberfrei, schmerzlos und nach weiteren acht bis zehn Tagen geheilt. Eine Mittelohrentzündung, die länger als drei Wochen dauert, ist meistens bereits kompliziert oder es sind Komplikationen im Anzug.

Krankheitserscheinungen:

Im Vordergrunde des lokalen Bildes der Erkrankung steht der S c h m e r z; er wird als bohrend, stechend, reißend beschrieben; er strahlt nach verschiedenen Richtungen aus, oft nach vorn in die Zähne. Ist der Warzenfortsatz beteiligt, so bestehen starke Schmerzen hinter der Ohrmuschel spontan und noch mehr auf Druck. Schmerzhaft ist auch das Ziehen an der Ohrmuschel, sowie ein Druck am Tragus; auch das Aufstoßen (Ructus) wird vom Kranken schmerzhaft empfunden. An zweiter Stelle steht das O h r e n s a u s e n, das oft als sehr lästig empfunden wird, und drittens die S c h w e r h ö r i g k e i t, die anfangs nicht hochgradig zu sein braucht und erst später höhere Grade erreicht.

Unter den allgemeinen Symptomen ist das F i e b e r das wichtigste; es kann sehr hoch sein, meistens bis über 39°, und ist eine Continua mit Remissionen von ein bis zwei Graden, jedoch nicht intermittierend, wenn Komplikationen fehlen. Andere Erscheinungen können ganz fehlen. Meistens besteht aber Mattigkeit, Appetitlosigkeit, belegte Zunge, Stuhlverhaltung.

Lokaler Befund. Äußerlich ist am Ohre und an seiner Umgebung nichts zu sehen. Bei Beteiligung des Warzenfortsatzes kann sich allerdings schon im Beginn eine Verdickung der Weichteile über dem Planum mastoideum und über der Warzenfortsatzspitze infolge Ödems finden; auf Druck ist der ganze Warzenfortsatz oder einzelne Teile, insbesondere die Spitze empfindlich. Das Abziehen der Ohrmuschel schmerzt. Der äußere Gehörgang ist normal weit, die Haut des Gehörganges nicht oder nur wenig verschwollen.

Das T r o m m e l f e l l zeigt am ersten Tage Rötung und Schwellung. Die Schwellung ersieht man daraus, daß man den Hammergriff und den kurzen Hammerfortsatz nicht mehr erkennen kann. Neben der Rötung und Schwellung ist die Bildung von serösen oder Blutblasen auf dem Trommelfelle häufig, namentlich zur Grippezeit. Schon am zweiten oder dritten Tag der Erkrankung sieht man aber meistens vom Trommelfell nichts mehr, weil es mit Epidermisschuppen bedeckt ist; diese entstehen infolge seröser Durchtränkung des Trommelfelles und Abhebung der Epidermis im ganzen oder bloß Abhebung der Hornschicht der Epidermis. Infolge der serösen Durchtränkung erscheint Flüssigkeit im äußeren Gehörgange, das Ohr ist feucht und Unerfahrene meinen dann vielleicht, daß das Trommelfell schon durchbrochen sei und daß nun die Schmerzen nachlassen werden. Tatsächlich ist aber nur die äußere Hautschicht des Trommelfelles zum Teil abgestoßen, hingegen die widerstandsfähige Schichte, die Membrana propria, noch erhalten. Entfernt man die Schuppen aus dem Gehörgange durch schonende Spülung mit Wasser, so zeigt sich das Trommelfell hochrot, geschwollen und meistens auch vorgewölbt.

Ist der Durchbruch des in der Paukenhöhle angesammelten Eiters durch das Trommelfell erfolgt, so sieht man nach der Spülung und nach dem Austupfen des Gehörganges den Eiter aus der Öffnung im Trommelfelle hervorkommen, in der Regel mit deutlicher Pulsation. Aber die Pulsation allein ist noch kein Zeichen eines erfolgten Durchbruches, weil das geschwollene Trommelfell selbst pulsiert und Flüssigkeit, die dem Trommelfell bloß aufliegt, ebenfalls Pulsation zeigen kann. Ein sicheres Zeichen des Trommelfelldurchbruches ist außer der profusen Sekretion das Erscheinen von Schleimfäden im Spülwasser, denn nur im Mittelohre kann Schleim entstehen, nicht aber im Gehörgange.

Diagnose. Die Diagnose der Mittelohrentzündung ist im Beginne der Krankheit nicht so leicht zu stellen, wie nach erfolgtem Durchbruche des Trommelfelles.

Im Beginne der Erkrankung, wenn das Trommelfell noch nicht perforiert ist, ist die Diagnose ohne Untersuchung mit dem Ohrtrichter und Reflektor nicht sicher zu stellen. Denn das wichtigste und oft allein vorhandene Symptom, der Ohrschmerz, kann gar nicht selten auch von einem kranken Zahne ausgelöst werden (Otalgia e carie dentium) und gibt recht oft zu Irrtümern Veranlassung. Auch Mandelpröpfe oder Mandelabszesse können ganz ähnliche ausstrahlende Schmerzen zum Ohr hervorrufen. Hier kann nur durch Otoskopie die richtige Diagnose gestellt werden; denn, wenn man bei heftigsten Ohrschmerzen das Trommelfell blaß findet, so handelt es sich nicht um eine Mittelohrentzündung. Man muß dann anderswo nach der Ursache der Schmerzen suchen.

Eine Verwechslung mit Mittelohrentzündung ist ferner bei einem Furunkel im äußeren Gehörgang möglich; auch der Furunkel verursacht sehr heftige Schmerzen. Man findet aber dann immer den äußeren Gehörgang bei Berührung und bei seitlichen Bewegungen sehr empfindlich. Allerdings ist dies auch bei der Mittelohrentzündung der Fall, aber bei der Mittelohrentzündung ist mehr der Knochen hinter dem Ohrmuschelansatz schmerzempfindlich als die Ohrmuschel selbst. Beim Furunkel zeigt sich ferner schon ohne Trichteruntersuchung infolge Schwellung der Wand der äußere Gehörgang verengt, und auch bei vorsichtiger Berührung der Gehörgangwand mit einer Sonde oder stumpfen Pinzette ist sie an einer umschriebenen Stelle, eben an der Stelle des Furunkels, besonders schmerzhaft. Der Furunkel ist meistens festzustellen, wenn man einen Ohrtrichter in den Gehörgang einschiebt; der Kranke sagt sofort, wo ihn der eingeführte Trichter schmerzt. Zu sehen ist der Furunkel manchmal nicht leicht, wenn die ganze Haut infolge einer Dermatitis geschwollen ist. Wenn es aber doch gelingt, durch den Trichter festzustellen, daß das Trommelfell normal ist, dann ist die Diagnose Mittelohrentzündung auszuschließen und anzunehmen, daß die Beschwerden nur vom Furunkel ausgehen. Schwierigkeiten ergeben sich, wenn neben dem Furunkel eine diffuse Dermatitis im äußeren Gehörgange besteht und das Trommelfell mit mazerierter Epidermis bedeckt ist, die sich nicht leicht entfernen läßt.

Es kommt nämlich nicht so selten vor, daß jemand, der eine Mittelohrentzündung bekommt, sich wegen der Ohrschmerzen irgend ein Hausmittel in das Ohr eingießt und daß dann neben einer Mittelohrentzündung eine Dermatitis und ein Furunkel entsteht. Wie soll man denn dann die Diagnose „Mittelohrentzündung" stellen? Es ist dies meistens nur durch die Hörprüfung möglich. Gibt der Kranke an, früher immer gut gehört zu haben, so deutet eine Verschlechterung des Gehörs auf einen Mittelohrprozeß. Man muß aber bei der Feststellung des Gehörs darauf achten, daß die Schalleitung zum Trommelfell frei ist, das heißt der äußere Gehörgang darf nicht verschlossen sein. Sind Furunkel da oder eine Schwellung infolge Dermatitis, so kann man vielleicht noch immer einen engen Ohrtrichter in den Gehörgang einführen, durch den die Schallwellen zum Trommelfell geleitet werden können. Man prüft das Gehör, indem man das gesunde Ohr des Patienten gut zuhalten läßt und aus einer Entfernung von ungefähr sechs Metern beginnend im Flüstertone Zahlwörter vorspricht, die man den Untersuchten nachsagen läßt, um zu kontrollieren, ob er sie tatsächlich verstanden hat. Hört er Flüstersprache nur auf einen Meter oder noch weniger, so liegt ein Mittelohrprozeß vor, da eine so beträchtliche Schwerhörigkeit nicht durch eine Entzündung oder Schwellung der Trommelfellaußenfläche entstehen kann.

Nach erfolgtem Durchbruche des Trommelfelles ist die Diagnose ziemlich leicht. Ist ein reichlicher Eiterabfluß vorhanden, so besteht wohl ohne Zweifel eine Mittelohrentzündung mit Perforation des Trommelfelles, es wäre denn, daß sich ein besonders großer Ohrfurunkel geöffnet hätte. Die Entscheidung zwischen Eiterung infolge Ohrfurunkels oder infolge von Mittelohreiterung läßt sich meistens schon aus der Art des Eiters bei der Spülung feststellen. Handelt es sich um einen Furunkel, so ist der Eiter bröckelig, bei der Mittelohreiterung hingegen sind stets Schleimfäden im Spülwasser. Besonders deutlich wird dies bei Verwendung einer schwarzen Eiterschale aus Papiermaché, weil sich der Eiter sehr gut von der schwarzen Schale abhebt.

Therapie. Die Behandlung der schweren Form der Mittelohrentzündung ist grundsätzlich verschieden, je nachdem ob das Trommelfell noch nicht durchbrochen ist und ob der Durchbruch schon geschehen ist und aus dem Ohre Eiter fließt.

Die Behandlung im Beginne der Entzündung, wenn noch kein Durchbruch erfolgt ist, wird in erster Linie s y m p t o m a t i s c h einsetzen.

Der Kranke wünscht vor allem, von den oft furchtbaren Schmerzen befreit zu werden und man braucht mit den schmerzstillenden Mitteln durchaus nicht zu sparen (Pyramidon, Cybalgin, Veramon, Opiumderivate).

Lokal wird der Schmerz am besten durch W ä r m e beeinflußt; ob nun ein Thermophor, Breiumschläge (Köcherln), Licht (Solluxlampe, Kopflichtbad) oder Alkoholverbände zur Erzeugung von Wärme benützt werden, bleibt sich ziemlich gleich. Der elektrische T h e r m o p h o r ist von allen diesen Behelfen wohl der angenehmste, weil er ohne Unterbrechung benützt werden kann; der Kranke liegt dann einfach mit dem kranken Ohr auf dem Thermophore. Die Solluxlampe und das Kopflichtbad kann man recht wohl zwischendurch mehrmals täglich durch 20 bis 30 Minuten anwenden. Gut bewährt hat sich mir der Alkoholverband; ich lasse ein großes Stück hydrophiler Gaze mit fünfzigprozentigem Alkohol befeuchten, lege die Gaze so, daß ein Teil hinter die Ohrmuschel, ein Teil über die ganze Ohrmuschel zu liegen kommt, breite ein Stück Billrothbatist über die Gaze und befestige das Ganze mit einer Tetrabinde von fünf Metern Länge und acht Zentimetern Breite. Nach zwei bis drei Stunden wird der Verband entfernt, die Ohrmuschel mit Hautpuder eingestaubt und mit trockener Watte eingebunden. Den Alkoholverband kann man, wenn die Haut ihn verträgt, zwei- bis dreimal täglich verabreichen.

Manche Ohrenärzte bevorzugen K ä l t e zur Schmerzstillung und verwenden sie entweder als Eisbeutel oder als Umschläge mit eisgekühlten Kompressen oder als Eiswasserberieselung mit dem Leiterschen Kühlapparat; der Kühlapparat besteht aus einem Röhrensystem aus Metall, das dem im Bett liegenden Kranken auf das Ohr gelegt wird; das Röhrensystem ist in eine Schlauchleitung eingeschaltet, durch welche nach dem Prinzipe der Heberwirkung von einem erhöhtem Punkt (Kasten) Eiswasser in ein auf dem Boden stehendes Gefäß abfließt. Der Eisbeutel bewährt sich besonders bei S c h m e r z e n a m W a r z e n f o r t s a t z. Es ist nur darauf zu sehen, daß der Eisbeutel stets mit kleingeschlagenen Eisstücken gefüllt wird und ununterbrochen Tag und Nacht angelegt wird.

Symptomatisch wirken auch warme E i n g i e ß u n g e n in das Ohr. Die Erfahrung, daß warme Flüssigkeit den Ohrschmerz günstig beeinflußt, ist bekannt und daher wird meistens vom Patienten selbst warme Flüssigkeit, und zwar in der Regel Öl

(Olivenöl, Mandelöl, Sesamöl) eingeträufelt; es muß aber wieder darauf aufmerksam gemacht werden, daß das Einträufeln von Ölen nicht zu empfehlen ist, weil das in dem Gehörgang zurückbleibende Öl einen guten Nährboden für Schimmelpilze darstellt, welche eine manchmal schwer zu heilende Dermatitis des Gehörganges hervorrufen. Man verwende daher besser Paraffinum liquidum. Sehr beliebt ist bei Mittelohrentzündung das 5 bis 10 prozentige Karbolglyzerin (Rp. Acidi carbol. cryst 1.0 — 2.0, Glycerini 20.0 D. S. Karbolglyzerin). Es wirkt gleichzeitig anästhetisierend, man läßt viermal täglich 10 bis 20 Tropfen der angewärmten Flüssigkeit ins Ohr träufeln. Die Erwärmung der Tropfen nimmt man entweder so vor, daß man das Fläschchen für einige Zeit in heißes Wasser stellt, oder indem man den Löffel vorher erwärmt und dann die Flüssigkeit auf den Löffel gießt. Manche Ärzte suchen die schmerzstillende Wirkung des Karbolglyzerins durch Beigabe von Menthol und Opium noch zu unterstützen (Rp. Acid. carbol. cryst., Mentholi, Extr. Opii aa 1.0, Glycerini 20.0 D. S. Schmerzstillende Ohrtropfen). Die schwarzgefärbte Flüssigkeit verwischt jedoch dem minder Geübten die Verfolgung der Veränderungen am otoskopischen Bilde des Trommelfelles. — Weniger empfehlenswert ist es, 1- bis 5%ige Lösungen von Kokain einzugießen, weil immerhin eine Vergiftungsmöglichkeit insoferne besteht, als bei bestehender (nicht bemerkter) Perforation des Trommelfelles die Lösung durch die Tube in den Pharynx ablaufen kann; Kokainlösung darf also nur eingeträufelt werden, wenn man sich sicher vergewissert hat, daß keine Perforation des Trommelfelles besteht.

Vielfach werden auch Eingießungen von warmem Wasser von 37 bis 39° C (gleich 29.5 bis 31° R) gemacht als O h r b ä d e r; man gießt einfach das warme Wasser in das Ohr ein und beläßt es solange dort, bis der Kranke angibt, daß die Wärme nachläßt; dann gießt man wieder warme Lösung nach. Sehr angenehm wirkt auch eine langsame Irrigation des Ohres mit warmem Wasser. Man hüte sich aber, das Wasser wärmer als 37° C zu nehmen, weil sonst die sogenannte kalorische Reaktion des Ohres: Schwindel und Erbrechen, als Zeichen der Labyrinthreizung auftreten. — Das beim Volke beliebte E i n l e i t e n v o n W a s s e r d ä m p f e n in den Gehörgang ist wegen der Gefahr der Verbrühung und der Möglichkeit des Entstehens von nachträglichen Narbenstenosen im Gehörgange zu widerraten. — Vor Verbrühungen, allerdings mehr des äußeren Ohres, muß man sich auch hüten, wenn man die manchenorts beliebten h e i ß e n

Minuten-Umschläge gegen die heftigen Ohrenschmerzen anwenden will. Manchmal treten namentlich knapp vor dem Spontandurchbruche des Eiters, besonders gerne bei Nacht, schier unerträgliche Schmerzen im Ohre auf; man kann sie lindern, wenn man — falls kein Thermophor zur Hand ist — auf das Ohr und die Ohrgegend rasch nacheinander (alle Minuten!) einen heißen Bausch auflegt, so heiß er vertragen wird; dies etwa durch eine Viertelstunde lang. Nach einiger Zeit kann man die Prozedur wiederholen. Das Innere des Ohres schützt man vor dem heißen Wasser durch vorheriges Einführen eines Vaselinwattapfropfes. (Man nimmt ein Gefäß mit heißem Wasser, so heiß man es eben noch verträgt; dann taucht man einen Bausch, etwa ein Taschentuch oder dergleichen ein, wringt den Bausch gut aus, legt ihn aufs Ohr und ein zweites Tuch oder noch besser ein Schafwolltuch oder dergleichen darüber. Während dieser Bausch auf dem Ohre liegt, bereitet man einen zweiten auf die gleiche Weise vor und wechselt dann die Bausche rasch nacheinander, so daß auf das Ohr eine Viertelstunde lang die gleiche Wärme einwirkt. Den letzten Bausch nimmt man dann ab und bedeckt nun das Ohr mit Watte oder mit einem Wolltuche und vielleicht mit einem mittlerweile beschafften oder zugerichteten Thermophore.)

Ein altes und seinerzeit namentlich von Schwarze in besonderer Weise gelobtes Mittel bei Mittelohrentzündung ist das Ansetzen von Blutegeln. Man setzt bei Erwachsenen zwei bis sechs Stück, bei Kindern ein bis zwei Stück am Tragus und fingerbreit vor dem Tragus an, ganz besonders gerne aber auch am Warzenfortsatze. Um Infektionen, namentlich Rotlauf zu verhüten, muß man die Ansatzstelle vorher gut mit Benzin und Alkohol reinigen. Die Blutegel bringt man dann mit einem Blutegelglase oder mit einer Eprouvette an die Stelle; sollten sie nicht gut anfassen, so wird die Befeuchtung der Hautstelle mit sterilem Zuckerwasser empfohlen. Der äußere Gehörgang ist vorsichtshalber mit Gaze zu tamponieren, um ein Hineinkriechen der Blutegel zu verhindern. Wenn die Tiere abgefallen sind, ist die Blutung sorgfältig zu stillen, am besten durch Komprimieren mit Stryphnongaze; kaum je wird eine Umstechung oder Naht zur Blutstillung nötig werden. Will man die Blutegel rascher zum Abfallen bringen, so übergießt man sie mit einer Salzlösung. Namentlich bei einer Empfindlichkeit des Warzenfortsatzes werden gerne Blutegel an die empfindliche Stelle angesetzt, um dadurch vielleicht den Entzündungsvorgang im Warzenfortsatz zu kupieren.

Das Einsalben des Warzenfortsatzes mit Credéscher Silbercolloidalsalbe scheint auch nicht ohne Erfolg zu sein; jedenfalls ist es einem Jodanstrich vorzuziehen, weil dadurch die Haut nicht angegriffen wird; auch dringt ja die Jodtinktur durch die Haut nicht durch und erzeugt höchstens eine Dermatitis.

Neben der lokalen Behandlung darf aber die Allgemeinbehandlung nicht vergessen werden. Schon mit Rücksicht auf die Ursache der Krankheit wird es sich empfehlen, in allen Fällen die Behandlung mit einer Schwitzkur einzuleiten: Man gibt je nach dem Alter des Kranken ein bis drei Tabletten Aspirin oder Diplosal mit heißer Limonade oder heißem Lindenblütentee und deckt den Kranken mit warmen Decken zu und läßt nur den Kopf frei; eine vorsichtig in das Bett gelegte Wärmflasche unterstützt das Schwitzen; nach zwei Stunden ist der Kranke abzutrocknen und mit vorgewärmtem Hemd und Betttuch umzukleiden und umzubetten. Das Schwitzen kann nach Bedarf nach 12 bis 24 Stunden wiederholt werden, doch muß man dabei doch auf den Kräftezustand Rücksicht nehmen. Bei schwereren Symptomen und bei Fieber muß der Kranke das Bett hüten. Die Temperaturen sollen in jedem Falle regelmäßig gemessen und aufgeschrieben werden. Sorge für Entleerung und Verordnung einer leichten Kost sowie Alkohol- und Nikotinverbot sind selbstverständlich. Begleitende Katarrhe der oberen Luftwege sind entsprechend zu behandeln.

Die Paracentese des Trommelfelles. Gehen auf diese Behandlung die Entzündungserscheinungen nicht zurück, nimmt das Fieber nicht ab, nehmen die Schmerzen hingegen zu, wird insbesondere der Warzenfortsatz auch nur an bestimmten Stellen, und zwar entweder an der Spitze oder hinter der Ohrmuschel schon bei leichtem Drucke empfindlich, war die Nacht unruhig und zeitweise schlaflos, dann ist die Incision des Trommelfelles angezeigt.

Stets wird von seiten der Angehörigen die Frage gestellt, ob nicht durch den Trommelfellstich das Gehör auf die Dauer leiden wird. Hiezu ist zu bemerken, erstens daß durch den rechtzeitigen kleinen Stich das Trommelfell viel weniger geschädigt wird als beim Abwarten des spontanen Durchbruches, durch den überdies größere Teile des Trommelfelles zerstört werden, so daß dadurch das Entstehen einer bleibenden großen Perforation begünstigt wird, während die Stichöffnung des Trommelfelles wohl immer glatt zuheilt und kurze Zeit nach der Heilung überhaupt nicht mehr zu finden ist. Zweitens ist zu erwidern, daß die Schädigung des Gehörs durch die Ansammlung von Exsudat in der Paukenhöhle zustandekommt und daß es daher nur zweckmäßig ist, dieses Exsudat ehebaldigst abzulassen.

Ferner wird immer gefragt, ob nach Vornahme der Paracentese der Prozeß definitiv und sicher geheilt werden wird. Diese Frage ist dahin zu beantworten, daß eine absolute Sicherheit für die Heilung auch nach ausgeführter Paracentese nicht besteht. Die Entzündung ist in schweren Fällen nicht nur in der Paukenhöhle, sondern, wie die Schmerzen im Warzenfortsatz beweisen, auch dort lokalisiert. Abgesehen von der Art der Infektion, der Virulenz der Bakterien und den Abwehrkräften des Organismus hängt es nun wesentlich von den anatomischen Verhältnissen ab, ob das in den Zellen des Warzenfortsatzes angesammelte Exsudat abfließen kann oder nicht. Darauf kann die Behandlung keinen Einfluß nehmen. Es besteht daher trotz Paracentese die Möglichkeit, daß der Entzündungsprozeß im Warenfortsatze nicht abheilt, sondern zu lokalen oder allgemeinen Komplikationen führt, welche unter Umständen endlich die Aufmeißelung des Warzenfortsatzes erfordern.

Darüber, ob die Paracentese überhaupt imstande ist, den Krankheitsprozeß selbst günstig zu beeinflussen oder ob sie nur günstig auf die subjektiven Beschwerden einwirkt, sind die Ansichten der Otologen geteilt. Ich selbst habe so zahlreiche günstige Erfahrungen mit der Paracentese gehabt, daß ich mit der großen Mehrzahl der Ohrenärzte von ihrer günstigen Wirkung auf die Heilung überzeugt bin und sie nicht missen möchte.

Die Ausführung der Paracentese ist für denjenigen, der mit dem Reflektor umzugehen versteht, nicht sehr schwierig, scheint mir aber kaum ausführbar für denjenigen, der diese Technik nicht kennt.

Vor der Paracentese wird der äußere Gehörgang durch eine zarte Spülung gereinigt, wenn da Trommelfell nicht in ganzer Ausdehnung sichtbar ist; meistens wird es ja durch Epidermisschuppen verdeckt. Das Ausspülen geschieht mittels einer durch Kochen sterilisierbaren Metallspritze, als Spülflüssigkeit verwendet man körperwarmes, gekochtes Wasser oder physiologische Kochsalzlösung oder zweiprozentiges Borwasser. Nach dem Spülen wird der Gehörgang durch Austupfen mit einer watteumwickelten Sonde vorsichtig ausgetrocknet.

Hierauf anästhesiert man das Trommelfell. Am besten hat sich mir hiezu eine konzentrierte Lösung von Kokain und Adrenalin bewährt:

    Rp. Coc. mur. 0·4
        Sol. Adrenal. (1:1000) 2·0 (gr. duo)
        D. S. 20% Cocain. Zu Handen des Arztes.
oder folgende Lösung:
    Rp. Coc. mur.   2·0
        Menthol   2·0
        Acid. carb.   0·5
        Spir.. vin.   10·0
        D. S. 20% Cocain. Zu Handen des Arztes.

Mit dieser Lösung tränkt man einen kleinen Wattetampon und legt ihn an das Trommelfell an. Nach 20 Minuten — so lange muß man warten! — ist das Trommelfell so unempfindlich, daß die Paracentese fast schmerzlos ausgeführt werden kann. Bei ängstlichen Personen und namentlich bei Kindern tut man aber besser, die Paracentese im Chloräthylrausche vorzunehmen. Ohne Anästhesie ist die Paracentese außerordentlich schmerzhaft, allerdings dauert der Einstichschmerz nur einen kurzen Augenblick.

Die Paracentese führt man mit einer eigenen Lanzette aus, die an einem Griff rechtwinkelig befestigt ist, damit der Einblick

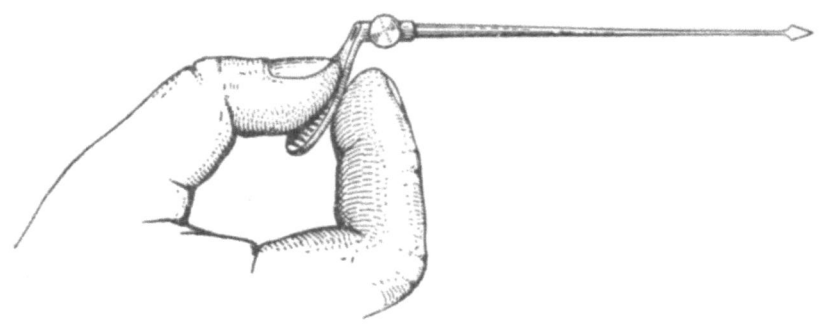

Abbildung 4. Paracentesenmesser.

in den Gehörgang durch die Hand des Operateurs nicht verdeckt wird.

Nach der Spülung und Anästhesierung wird ein möglichst weiter Ohrtrichter in den Gehörgang eingesetzt und unter guter Beleuchtung im hinteren unteren Quadranten das Trommelfell durchstochen oder besser ausgiebig durchschnitten.

Es wird der ferne von einer Stadt lebende Praktiker, auch wenn er nicht mit dem Reflektor zu arbeiten geübt ist, vielleicht ein oder das andere Mal in besonders schweren Fällen die Paracentese ausführen wollen und dann die Frage stellen, ob man es vielleicht doch auch wagen könne, die Paracentese o h n e R e f l e k t o r zu machen. Diesbezüglich glaube ich, daß es einem sonst sehr geschickten und chirurgisch vorgebildeten Arzte auch ohne Reflektor und Ohrtrichter nicht unmöglich wäre, das Trommelfell regelrecht und ohne Gefährdung zu durchstechen, und zwar auf folgende Weise: Es wird die Ohrmuschel mit der linken Hand stark nach hinten gezogen und die Lanzette entlang der hinteren Gehörgangswand in die Tiefe geführt. Wird diese Richtung verfolgt, so gelangt die Nadel in den hinteren Quadranten des Trommelfelles und durch das Trommelfell hindurch auf das Promontorium, das an seiner Härte gefühlt wird. Es muß aber dabei sehr zart vorgegangen werden. Bei brüskem Vorgehen kann das Promontorium stärker verletzt werden; sehr gefährlich wäre aber ein Abgehen von der hinteren Wand und eine mehr senkrechte Einführung der Lanzette, weil dadurch das ovale Fenster durchstoßen werden könnte.

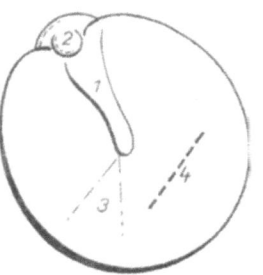

Abbildung 5. Bild des Trommelfelles.

1 Hammergriff, 2 Kurzer Fortsatz des Hammers, 3 Trommelfellreflex, 4 Paracentesenschnitt.

Ebensowenig darf die Nadel nach unten geführt werden, weil man da in den Bulbus venae jugularis kommen kann, dessen Knochenbedeckung an dieser Stelle sehr dünn ist oder sogar ganz fehlt. Wer sich aber unsicher fühlt, soll derartige Kunststücke lieber unterlassen, unbedingt aber dann unterlassen, wenn es nur halbwegs möglich ist, einen der heute in so großer Zahl tätigen Fachärzte zu Hilfe zu rufen oder den Kranken noch rechtzeitig in ein Krankenhaus abzugeben. Eine Paracentese ohne Reflektor wäre auf alle Fälle ein gewisses Wagnis, das man nur bei Lebensgefahr des Kranken und bei Unmöglichkeit der Beistellung fachärztlicher Hilfe als ultimum refugium riskieren darf. Ob die Paracentese ohne Beleuchtung durch den Reflektor ausgeführt werden oder lieber unterlassen bleiben soll, ist zweifellos auch eine Gewissensfrage.

I m S ä u g l i n g s a l t e r hat die Paracentese des Trommelfelles eine außerordentlich günstige Wirkung; es ist eine bekannte Tatsache, daß nach einer Paracentese das Fieber, ja auch ausgeprägte meningale Symptome schlagartig verschwinden. Aber gerade bei Säuglingen ist die Paracentese selbst für den Geübten schwierig. Bei dieser Gelegenheit sei bemerkt, daß die Otitis media bei Säuglingen recht häufig ist; der Arzt muß bei jedem Fieber eines Säuglings, wenn keine andere Krankheit sicher gefunden wird, an die Möglichkeit einer Otitis denken. Wie viele Mittelohrentzündungen bei Säuglingen werden schon unter der Diagnose einer Pneumonie gegangen sein, bis es in der Nacht (zumeist unter großem Geschrei des Kindes) zum Trommelfelldurchbruche gekommen ist. Glücklicherweise ist die Säuglingsotitis nicht sehr gefährlich. Die Kinder haben in der Regel unscheinbaren Schnupfen, fiebern hoch, sind unruhig, greifen vielleicht öfters mit den Händchen nach dem Kopfe oder nach der Ohrgegend und brüllen, wenn man am Ohrläppchen zieht oder auf den Tragus drückt; auch schon beim Waschen schreien sie, wenn man an das Ohr ankommt.

— Manchmal verläuft die Otitis beim Säugling fast ohne nennenswerte Symptome und Mutter und Arzt werden plötzlich erst durch den eitrigen Ohrausfluß auf das Leiden aufmerksam.

Nach der Ausführung der Paracentese wird die Vorderfläche der Ohrmuschel zwecks Verhütung von Exzemen mit Vaselin bestrichen und hierauf locker mit steriler Gaze bedeckt. In den Gehörgang soll kein Tampon eingeführt werden, um den Abfluß des Exsudates nicht zu behindern; der äußere Gehörgang bildet ein vorzügliches Drainrohr und seine Wirkung soll nicht durch Tamponade verringert werden.

Da anfangs das durch die Lücke des Trommelfelles in den äußeren Gehörgang fließende Exsudat blutig-serös oder seröseitrig ist, so genügt es, durch Eingießen von Wasserstoffsuperoxyd (Hydrogenium hyperoxydatum solutum officinale) den Gehörgang zu reinigen. Man macht das am besten so, daß man das Wasserstoffsuperoxyd rein oder zur Hälfte mit Wasser verdünnt auf einem Teelöffel über einer Spiritus- oder Gasflamme zur Körpertemperatur erwärmt und den Gehörgang bei seitwärts geneigtem Kopfe damit anfüllt; bei Berührung mit dem Exsudat schäumt das Wasserstoffsuperoxyd sehr stark auf und quillt über die Gehörgangsöffnung heraus. Wiederholt man diesen Vorgang mehrmals hintereinander, so reinigt man dadurch den Gehörgang vom Eiter. In der Regel genügt es, dreimal täglich solche Eingießungen vorzunehmen. Es empfiehlt sich, zur Vermeidung von Ekzemen die Ohrmuschel ständig mit Vaselin zu bestreichen. Die Gehörgangsöffnung wird auch mit einer lockeren Vorlage von Watte oder weißer Gaze verschlossen, welche aber so oft gewechselt werden muß, als sie sich mit Exsudat getränkt hat. Bei der Reinigung des äußeren Gehörganges vermeide man jedes Reiben mit trockener Watte oder Gaze, weil dadurch Furunkel entstehen könnten, welche den Ablauf der Mittelohrentzündung unangenehm und unnötig komplizieren. Man wird dies vermeiden, wenn man erstens von Anbeginn an, die Haut der Ohrmuschel und des Gehörganges mit Vaselin einsalbt und zweitens niemals das angetrocknete Exsudat mit trockener Watte oder Gaze, sondern nur mit Gaze reinigt, die mit verdünnter essigsaurer Tonerde oder Wasserstoffsuperoxyd durchtränkt ist.

Wird das Exsudat infolge von Schleimbeimengung dickflüssiger, so genügt die bloße Eingießung von Wasserstoffsuperoxyd nicht; man muß vielmehr den Gehörgang ausspülen. Dies ist die schonendste Art der Reinigung. Man verwendet hiezu indifferente, die Haut des Gehörganges nicht reizende, körperwarme Flüssigkeiten, am besten 1% Wasserstoffsuperoxydlösung (1 Eßlöffel der offizinellen 3% Lösung auf $1/8$ Liter Wasser) oder 3%iges Borwasser oder physiologische Kochsalzlösung. Die Verwendung von antiseptischen Lösungen ist nach den anatomischen Verhältnisse zwecklos, denn es wird bei der Enge der Perforation nicht gelingen, die antiseptische Flüssigkeit in die Paukenhöhle oder in den Warzenfortsatz zu bringen, wo sich der Sitz der Erkrankung befindet. Es soll ja nur der äußere Gehörgang vom Exsudat gereinigt werden, damit der Abfluß aus der Paukenhöhle nicht behindert wird. In der Regel genügt es, einmal täglich den Gehörgang auszuspülen; sollte aber die Exsudation besonders hochgradig sein, so ist es zweckmäßig, die Reinigung zweimal vorzunehmen. Nach der Spülung kann man auch noch Wasserstoffsuperoxydlösung eingießen und schäumen lassen. Die Spülung nimmt man am besten mit einer auskochbaren Spritze aus Metall vor. Will man aber eine Hilfs- oder Warteperson spülen lassen, so eignet sich am besten ein Gummiball zur Spülung, aber der Gummiball muß einen weichen Ansatz haben; man kann ja an den Hartgummiansatz ein Stück von einem weichen Drainagerohre anstecken. Der Gummiball hat den Vorteil, daß er einfacher zu handhaben ist und daß damit keine Verletzungen gemacht werden können.

Der weitere Verlauf der Mittelohrentzündung nach erfolgtem Spontandurchbruch oder nach der Paracentese. Wenn das Trommelfell sei es durch Spontandurchbruch oder durch Paracentese offen ist und der Eiter somit einen Weg nach außen hat und abfließen kann, verschwindet in der Regel nach kurzer Zeit der Schmerz, die Temperatur fällt ab und das ganze Befinden bessert sich zusehends. Die Eitersekretion dauert gewöhnlich noch 8 bis 14 Tage; sie wird immer geringer und schließlich wird das Ohr trocken, die Perforation schließt sich und auch das Gehör wird allmählich besser. Meistens kehrt es spontan zur Norm zurück.

Sollte jedoch das Gehör trotz des Aufhörens der Sekretion, trotz des Verschlusses der Perforation und trotz des Abblassens des Trommelfelles nicht vollkommen normal werden, so ist es nötig, mittels Katheters Luft in das kranke Mittelohr einzublasen, worauf eine sehr rasche Wiederherstellung erfolgt, wenn es nicht zu Schädigungen des inneren Ohres gekommen ist. Für den Praktiker, kommt als Ersatzverfahren die Luftdusche nach Politzer in Frage, die ja leicht auszuführen ist, die aber allerdings nicht auf ein Ohr beschränkt werden kann und nicht so wirkungsvoll ist.

Besondere Verlaufsformen.

1. Stürmischer Verlauf.

Gegenüber dem früher geschilderten Verlaufe der Mittelohrentzündung zeichnet sich diese Form, die man fast ausschließlich bei jugendlichen Individuen findet, dadurch aus, daß die subjektiven und objektiven Erscheinungen bedeutend heftiger sind. Die Erkrankung beginnt mit hohem Fieber, Erbrechen, Schüttelfrost und heftigen Schmerzen im Ohre und auch hinter der Ohrmuschel; schon nach wenigen Stunden kommt es zum Durchbruche des Trommelfelles, es stellt sich ein profuser seröser Ausfluß mit starker hämorrhagischer Beimengung ein. Trotz des Durchbruches des Trommelfelles werden die allgemeinen und lokalen Beschwerden nicht geringer; der Kranke klagt über Stechen und Klopfen hinter dem Ohre, über starke Kopfschmerzen und ist appetitlos, er schläft schlecht. Das Fieber bewegt sich zwischen 39 und 40°, der Puls über 100.

Lokal zeigt sich der Warzenfortsatz immer mehr schmerzempfindlich; während am ersten Tage nur die Spitze des Warzenfortsatzes bei Berührung schmerzte, erstreckt sich die empfindliche Zone bald weiter nach hinten über die Grenzen des Warzenfortsatzes hinaus bis in das Hinterhauptsbein; besonders deutlich ist die Druckempfindlichkeit in der Gegend des am hinteren Rande des Processus mastoideus lagernden Emissarium mastoideum, was darauf hinweist, daß eine die Vene umgebende, wahrscheinlich bis an den Sinus sigmoideus reichende Entzündung besteht.

Gegenüber den schweren lokalen und Allgemeinerscheinungen fehlen meistens schwerere Erkrankungen innerer Organe. Manchmal tritt aber zu diesem Bilde der Erkrankung noch eine haemorrhagische Nephritis als erster Ausdruck einer schweren Infektion und Intoxikation.

Ergibt sich trotz Anwendung aller Hilfsmittel keine Besserung im Verlaufe von 4 bis 5 Tagen, so ist in solchen Fällen die Aufmeißelung des Warzenfortsatzes vorzunehmen. Wird sie unterlassen, so kann es zu Komplikationen kommen, welche sehr häufig tödlich ablaufen.

P a t h o l o g i s c h - a n a t o m i s c h findet man in solchen Fällen im ganzen Mittelohr eine hochgradige eitrig-haemorrhagische Entzündung, auch in den pneumatischen Räumen des Warzenfortsatzes, die bei diesen Fällen stets sehr gut ausgebildet sind. Der Warzenfortsatz enthält sehr zahlreiche große Hohlräume, die durch dünne Zwischenräume getrennt sind; gegenüber diesen großen Räumen sind die Abflußbedingungen durch das Antrum unzureichend, die resorptionsfähigen Flächen sehr groß, die Gefäßverbindungen mit der Dura zahlreich.

2. Verlauf mit Abszeßbildung (Empyem) im Warzenfortsatze.

Bei dieser Form des Verlaufes setzt die Erkrankung wie bei der früher beschriebenen Form mit mehr oder weniger heftigen Erscheinungen ein, die aber nach dem erfolgten Spontandurchbruche oder der Paracentese abklingen, sodaß der Kranke mit Ausnahme von Ohrenfluß, geringem Klopfen und Sausen im Ohr und etwas Kopfschmerzen keine Beschwerden spürt, ja sich oft vollkommen wohl fühlt. Der Ausfluß dauert aber an, er wird sogar nach der dritten Woche reichlicher und ändert seinen Charakter, indem er nicht mehr schleimig, sondern rahmartig ist. Auch beginnen jetzt leichte, gegen die Schläfe zu strahlende Schmerzen meistens nachts, es nimmt das Klopfen im Ohre zu und der Warzenfortsatz wird entweder unmittelbar hinter dem Ohrmuschelansatz oder an der Warzenfortsatzspitze oder in der Gegend des Emissariums oder an allen diesen Stellen bei Druck empfindlich. Beim Vergleiche mit der gesunden Seite erscheinen auf der kranken Seite die Unebenheiten am Knochen der Warzenfortsatzoberfläche undeutlich und die Weichteile etwas verdickt; beim Beklopfen hört man eine deutliche Dämpfung des Schalles auf der kranken Seite. Man kontrolliere dieses Schallphänomen schon bald, wenn man den Patienten in Behandlung bekommt; man wird dann eine von Tag zu Tag zunehmende Dämpfung konstatieren können.

Für den im Otoskopieren geübten Arzt sind die Zeichen schon früher kenntlich an der Senkung der hinteren oberen Gehörgangswand. Wir verstehen darunter eine Schwellung der Haut und des Periostets der hinteren und oberen Gehörgangswand, die durch den Entzündungsprozeß im Antrum hervorgerufen ist und im wesentlichen nichts anderes darstellt als die mit dem Finger tastbare Schwellung am Planum mastoideum; die Schwellung im Gehörgange kommt nur infolge des engen Lumens des Gehörganges hier früher zur Geltung. — Das zweite wichtige otoskopische Zeichen ist die fehlende Abschwellung des Trommelfelles. Bleibt das Trommelfell nach der dritten Woche noch geschwollen und vorgewölbt, besteht eine zitzenartige Perforation, so ist dies für die Anwesenheit eines Abszesses im Warzenfortsatz sehr verdächtig. — Das dritte wichtige Symptom eines Abszesses, das man allerdings schon ohne Otoskopie verwerten kann, ist das Nachfließen von Eiter nach vorheriger Spülung. Hat man den Gehörgang durch Spülung vollkommen gereinigt, das Wasser mit Watte sorgfältig ausgetupft und findet man nach einigen Minuten den Gehörgang wieder mit Eiter gefüllt, so ist dies ein Beweis dafür, daß ein Abszeß im Warzenfortsatz besteht, weil eine so große Menge Eiters weder in der Paukenhöhle angesammelt sein, noch in so kurzer Zeit gebildet werden kann, daher aus einem Reservoir stammen muß, nämlich aus dem Abszeß im Warzenfortsatz.

Leicht wird natürlich die Diagnose Abszeß, wenn bereits ein Durchbruch durch den Knochen unter das Periost stattgefunden hat, also ein subperiostaler Abszeß entstanden ist und auf dem Warzenfortsatz eine diffuse Schwellung besteht, die Ohrmuschel absteht und nach vorn verdrängt ist und wenn Fluktuation nachzuweisen ist.

Eine Fehldiagnose ist möglich bei Abszeßbildung infolge Furunkels des äußeren Gehörganges. In diesem Fall findet man im häutigen Teile des äußeren Gehörganges eine schmerzempfindliche Vorwölbung, den Furunkel; ferner sitzt die Schwellung beim Furunkel nach unten dem Gehörgange auf, während der subperiostale Abszeß mehr nach oben auf der Fläche des Warzenfortsatzes lokalisiert ist.

Bei Kindern findet man manchmal Drüsenabszesse hinter der Ohrmuschel; sie unterscheiden sich dadurch vom subperiostalen Abszeß, daß sie mehr oberflächlich sitzen, sich bewegen lassen und umschrieben sind.

Eine besondere Art der Abszeßbildung findet sich beim Durchbruch des Eiters in die Fossa digastrica, also an die Innenfläche der Warzenfortsatzspitze. Die Schwellung breitet sich dann nach innen und unten von der Warzenfortsatzspitze aus, sie liegt innerhalb und hinter dem Musculus sternocleidomastoideus. Sie kann mit tiefen Lymphdrüsenschwellungen verwechselt werden, doch ist sie an der diffusen Schwellung und Schmerzhaftigkeit der Warzenfortsatzspitze nicht zu verkennen.

Pathologische Anatomie. Bald nach Ablauf des exsudativen Stadiums der Erkrankung, das ungefähr eine Woche dauert, kommt es zur Granulationsbildung in den pneumatischen Zellen und den Gefäßkanälen. Von diesem Granulationsgewebe werden die Zwischenwände der Zellen durch Osteoklastentätigkeit zerstört, und es kommt nach Ablauf von etwa drei Wochen zur Bildung von Abszeßhöhlen, die mit Granulationsgewebe bekleidet sind. Neben der Zerstörung von Knochengewebe finden auch reparative Vorgänge in Form von Bindegewebs- und Knochenneubildung statt und es ist Heilung auch in diesem Stadium möglich. In der Regel schreitet aber der Zerstörungsprozeß nach innen oder außen fort und führt zu inneren (Labyrinth, mittlere oder hintere Schädelgrube, Sinus, Bulbus) oder äußeren Durchbrüchen (subperiostaler Abszeß).

Diagnose der Abszeßbildung im Warzenfortsatz (Empyem). Wir sind berechtigt, auf Abszeß (Empyem) im Warzenfortsatz zu schließen bei folgenden Erscheinungen, wenn sie auch nur teilweise vorhanden sind:

S u b j e k t i v finden wir Klopfen im Ohre, Schmerzen, die gegen die Schläfe oder das Hinterhaupt ausstrahlen und meistens nachts auftreten, eingenommenen Kopf, und zwar vornehmlich auf der kranken Seite.

O b j e k t i v besteht seit drei Wochen ein Ausfluß, rahmig, nachfließend nach der Spülung, ferner eine Dämpfung bei Perkussion des Warzenfortsatzes, eine Schwellung am Warzenfortsatz, eine Schwellung (Senkung) der hinteren oberen Gehörgangswand, eine Schwellung des Trommelfells, Schmerzen beim Druck.

Therapie. Die Behandlung besteht in diesen Fällen in operativer Eröffnung, vollständiger Ausräumung des Warzenfortsatzes und Freilegung der Warzenhöhle (Antrum mastoideum).

3. Die schleichende Form (Mucosus-Otitis).

Von den beiden vorher beschriebenen Verlaufsformen der akuten Mittelohrentzündung, der stürmisch verlaufenden, und der in ungefähr drei Wochen zur Abszeßbildung im Warzenfortsatz (Empyem) führenden, ist eine schleichend verlaufende Form zu unterscheiden, die gefürchtet ist, weil sie die häufigste Ursache plötzlich eintretender Hirnhautentzündung ist. Sie wird fast ausschließlich bei erwachsenen und besonders bei alten Leuten beobachtet und ist diesen infolge des anatomischen Baues des Felsenbeins wegen der in diesem Alter auftretenden Osteoporose besonders gefährlich. Die bakteriologischen Untersuchungen haben ergeben, daß in diesen Fällen eine besondere Form von Streptococcus, nämlich der Schleimhüllen bildende sogenannte Streptococcus mucosus zu finden ist, den man für den besonderen Verlauf verantwortlich macht.

Verlauf. Der Beginn der typischen Mucosus-Otitis ist nicht so heftig wie bei den vorher beschriebenen Formen. Der Kranke fühlt nur ein geringes Stechen im Ohr, das er manchmal gar nicht besonders beachtet und das meistens nach Wärmeanwendung wieder vergeht; das Allgemeinbefinden ist nicht gestört, so daß der Kranke seinem Berufe nachgeht. Es besteht also ein Krankheitsbild, wie es für den harmlosen akuten Katarrh des Mittelohres als typisch beschrieben wurde. Es kommt aber auch vor, daß die Schmerzen etwas stärker sind, daß das Trommelfell durchbrochen wird und daß das Ohr zu fließen beginnt. Der Fluß dauert aber nicht lange, das Ohr wird bald wieder trocken. In beiden Fällen ist es jedoch auffällig, daß sich d a s G e h ö r n i c h t w i e d e r e i n s t e l l t, was aber meistens den Kranken nicht viel stört; er findet es oft nicht nötig, einen Arzt zu Rate zu ziehen. Plötzlich tritt nun nach vier Wochen oder später ohne vorherige Zeichen von seiten des Ohres eine Gehirnhautentzündung ein, welcher der Kranke binnen weniger Tage erliegt.

Pathologische Anatomie. Man findet bei diesen Fällen eine Neigung zur Neubildung von Granulationsgewebe, während die Exsudatbildung sehr gering ist. Während das Granulationsgewebe in die Tiefe des Felsenbeines vordringt, heilt der Prozeß im Warzenfortsatz selbst unter Bindegewebs- und Knochenneubildung aus. Bei der Operation findet man im Warzenfortsatze einen in Heilung begriffenen Prozeß und erst an der hinteren Pyramidenfläche frische Granulationsherde mit einer geringen Menge Eiters. Von solchen vorgeschobenen Herden aus erfolgt ein Einbruch in die Schädelgrube oder in die Bogengänge.

Diagnose. Aus dem Verlaufe ergibt sich schon die große Schwierigkeit der Diagnosenstellung und für den praktischen Arzt wird es wichtig sein, bei Erwachsenen, die das 40. Lebensjahr überschritten haben, bei Otitiden besonders vorsichtig zu sein. Sein Ruf kann durch einen solchen von ihm nicht erkannten Fall ungerechterweise eine Einbuße erleiden. Man wird an Mucosus-Otitis denken müssen:

1. wenn das Hörvermögen auch nach Aufhören des Ausflusses sich nicht merklich bessert, auch nicht nach Luftdusche;

2. wenn Kopfschmerzen oder leichtes Eingenommensein des Kopfes auf Befragen zugegeben werden; meistens allerdings sind die Kranken geneigt, solche Beschwerden auf irgendwelche andere Ursachen zu schieben; man lasse sich dadurch niemals beirren; manchmal wird leichtes Klopfen in der Tiefe der Ohrgegend zugegeben;

3. Schmerzen bei Druck auf den Warzenfortsatz fehlen meistens gänzlich; manchmal sind leichte Schmerzen bei Druck auf das Emissarium mastoideum zu konstatieren;

4. der otoskopische Befund zeigt eine leichte Schwellung des Trommelfelles in den oberen Partien; oft ist eine geringe Senkung festzustellen.

Den wichtigsten Fingerzeig geben die leichten Kopfschmerzen auf der kranken Seite. Hat jemand eine leichte Otitis media acuta überstanden oder noch auch nur ganz geringen Ohrenfluß und sind nach vier-, fünf- oder sechswöchiger Dauer auch nur leichte Kopfschmerzen vorhanden, so ist immer an die Möglichkeit einer Mucosus-Otitis zu denken. Sind die Kopfschmerzen stärker, so handelt es sich schon meistens um Meningitis. Kommt der Kranke rechtzeitig in die richtige Behandlung, so kann in der Regel durch eine Operation noch geholfen werden. Manchmal aber führt auch diese nicht zum Ziele, weil durch das lange Zuwarten bei unsicheren Krankheitserscheinungen der Prozeß Zeit gehabt hat, in die Tiefe des Felsenbeines vorzurücken, wo er durch keinen operativen Eingriff erreicht werden kann.

Verlauf bei verschiedenen Allgemeinerkrankungen.

Otitis bei akuten Infektionskrankheiten.

Beim S c h a r l a c h beobachtet man zwei verschiedene Formen von Otitis media acuta.

Eine sehr b ö s a r t i g e Form von Otitis, die gleichzeitig mit dem Exantheme oder auch schon vorher auftritt. Ihr Verlauf ist folgender: Unter den schwersten Allgemeinerscheinungen treten heftige Ohrschmerzen auf; nach kurzer Dauer wird das Trommelfell durchbrochen und es stellt sich ein profuser Ausfluß ein; der Warzenfortsatz ist meistens schon im Beginn der Erkrankung sehr empfindlich. Mit der Paracentese richtet man in solchen Fällen nichts aus; das Trommelfell zerfällt trotz Paracentese binnen kurzer Zeit, ja es kommt oft schon nach zwei bis drei Tagen zur Ausstoßung der Gehörknöchelchen. Besonders zu gewissen Zeiten verlaufen die Mittelohrentzündungen bei Scharlach sehr schwer und führen zu ausgedehnter Nekrose des Knochens, manchmal des ganzen Warzenfortsatzes, ja des ganzen Felsenbeines. Gehen diese Kranken nicht infolge der schweren Allgemeininfektion zugrunde, so bleiben schwere Veränderungen des Ohres zurück; große Perforationen des Trommelfelles und chronische Eiterungen sind die häufigsten Folgen dieser Form der Scharlachotitis. Infolge Einbruches der Entzündung in das Labyrinth kommt es zur Taubheit und bei Kindern zu Taubstummheit.

Von dieser schweren stürmischen Form unterschieden ist eine andere günstiger verlaufende Scharlachotitis, die meistens erst nach dem Ablassen des Exanthems, oft auch nach dem Absinken der Fieberkurve auftritt und sich von der Mittelohrentzündung ohne Scharlach in nichts unterscheidet.

Bezüglich der Therapie stehe ich auf dem Standpunkt, bei Scharlach mit operativen Eingriffen zurückzuhalten. Nach den Statistiken (Scheibe, Schlittler) ist die Scharlachotitis selbst quoad vitam nicht gefährlich. Ich habe ebenso wie R. F. Nager nicht den Eindruck gehabt, daß durch frühzeitige Paracentese viel genützt würde. Sind starke Schmerzen vorhanden und bricht das Trommelfell nach zwei bis drei Tagen nicht spontan durch, so mache man der Schmerzen halber die Paracentese. Bei Scharlach schon wegen geringster Ohrschmerzen die Paracentese durchzuführen ist nicht zu empfehlen, weil dann leicht beim Schneuzen infiziertes Material aus dem Nasenrachenraume in das Mittelohr getrieben werden kann. Auch die Aufmeißelung mache man nicht früher; man erreicht damit nichts. Man behandle das Ohr sehr sorgfältig mit Spülungen und Eingießungen von Wasserstoffsuperoxyd, um die Stagnation des Eiters zu verhindern.

Die Masernotitis verläuft in der Regel nicht so schwer wie die Otitis bei Scharlach, doch kommen auch bei Masern manchmal sehr stürmisch verlaufende Mittelohrentzündungen vor. Ihre Behandlung ist die Normalbehandlung der Otitis media.

Bei Typhus beobachtet man häufig katarrhalische Mittelohrentzündungen. Eine Eiterung tritt meistens in der dritten bis fünften Woche ein und führt relativ häufig zu Komplikationen. Infolge der schweren Allgemeinintoxikation kommt es ferner meistens zu einer Schädigung der Hörnerven, die sich nicht vollkommen rückbildet, vielmehr zu dauernder hochgradiger Schwerhörigkeit führt.

Bei Grippe treten manchmal Mittelohrentzündungen mit einem sehr stürmischen Verlaufe auf; meistens handelt es sich um haemorrhagische Entzündungen, die mit profusem seröshaemorrhagischem oder blutigeitrigem Ausflusse, großen Schmerzen und hohem Fieber einhergehen. Diese Entzündungen führen oft schon nach wenigen Tagen zu schweren Komplikationen und dadurch ist die Mortalität bei Grippe-Otitis eine ziemlich hohe. Es gibt Grippe-Epidemien, während welcher man sehr häufig Otitiden sieht, und andere Epidemien, bei denen die otitische Komplikation selten ist (Genius epidemicus).

Otitis bei anderen Krankheiten.

Wenn eine Otitis bei einem Diabetes-Kranken auftritt, hängt der Verlauf der Mittelohrentzündung von dem Kräftezustande des Kranken ab. Bei gut genährten Individuen mit geringer Zuckerausscheidung verläuft die akute Mittelohrentzündung ebenso wie bei den sonst gesunden Individuen. Bei geschwächtem Allgemeinzustand aber ist die Mittelohrentzündung sehr gefährlich, weil es im Warzenfortsatz zu schweren Zerstörungen, Nekrosen und infolgedessen zu intrakraniellen Komplikationen kommt. Die Beurteilung, ob operiert werden soll, ist oft sehr schwer; im allgemeinen rate ich aber dazu, die Operation nicht hinauszuschieben, wenn sich Zeichen einer Abszeßbildung im Warzenfortsatze zeigen. Sind Komplikationen eingetreten, so ist der Fall in der Regel verloren, weil nicht mehr die notwendige Widerstandskraft aufgebracht wird, sie zu überwinden. (Daß bei der Kombination von Otitis und Diabetes die allgemeine Diabetesbehandlung mit entsprechender Diät und Insulininjektionen nicht vernachlässigt werden darf, erübrigt sich wohl, besonders zu betonen.)

Bei Nephritis ist der Verlauf der Otitis durch eine lange Dauer und eine gewisse Torpidität gekennzeichnet. Auch hier wird sich die Frage, ob operiert werden darf, ganz nach dem

Allgemeinzustand richten. Ist jedoch die Nephritis erst im Verlaufe der Mittelohrentzündung entstanden und ist sie als Folgeerscheinung (septische Nephritis) zu erkennen, so soll ehebaldigst durch Ausräumung des Krankheitsherdes im Warzenfortsatze eingegriffen werden, um vielleicht dadurch auch die Nephritis günstig zu beeinflussen.

Komplikationen der Otitis media.

Der praktische Arzt hat wohl kaum die Aufgabe, Komplikationen der akuten Mittelohrentzündung zu behandeln, wohl aber soll er versuchen, sie durch rechtzeitige Ergreifung von entsprechenden Maßregeln zu verhüten. Er muß also wissen, wann eine Komplikation zu befürchten ist. Anhaltspunkte hiefür wurden bereits im vorhergegangenen gegeben. Hier soll nochmals bei Besprechung der Symptome der Komplikationen in Kürze darauf eingegangen werden, wie die einzelnen Verwicklungen entstehen und welche Erscheinungen sie in ihren Frühstadien machen.

Unter Komplikationen sind nur solche Zustände aufzufassen, die durch Übergreifen der Entzündung auf die Umgebung des Mittelohres oder durch Einbruch in die Blutbahn zustandekommen. Es sind daher beispielsweise Abszesse im Warzenfortsatze nicht eigentlich als Komplikationen zu bezeichnen, sie stellen vielmehr nur ein Stadium im Verlaufe der Mittelohrentzündung dar. Hingegen stellen Durchbrüche der Abszesse an die innere oder äußere Oberfläche des Warzenfortsatzes Komplikationen dar. Diese Durchbrüche an die Außenfläche sind schon früher erwähnt worden, die an die innere Fläche (hintere und mittlere Schädelgrube) bieten kein selbständiges Krankheitsbild und sind nicht sicher zu diagnostizieren, sie werden vielmehr im Verlaufe der aus allgemeinen oder lokalen Symptomen als notwendig erkannten Operation aufgedeckt. Ihre besondere Besprechung erübrigt sich daher. Wichtiger sind hingegen die im folgenden besprochenen Verwicklungen.

1. Labyrinthitis.

Die Entzündung des Labyrinthes kann auf verschiedene Weise erfolgen. Einmal dadurch, daß die Entzündungsprodukte durch die Fenstermembranen diffundieren oder daß die Erreger durch die geschädigten Fenstermembranen in das Labyrinth einwandern; diese Form der Labyrinthbeteiligung findet bei sehr stürmisch verlaufenden Mittelohrentzündungen sehr rasch, und zwar meistens schon in der ersten Woche statt. Eine andere Form der Labyrinthbeteiligung ist die, daß der Knochen der Labyrinthkapsel durch Granulationsgewebe resorbiert wird und daß sich durch die Zerstörung des Knochens die Entzündung in das Labyrinth hinein fortsetzt; dieser Vorgang tritt aber immer erst spät auf, nämlich nach der dritten Woche der Erkrankung, weil sich eben zu dieser Zeit erst die Entwicklung von Granulationsgewebe auswirkt. Wir unterscheiden also im wesentlichen zwei Arten von Labyrinthbeteiligungen, die eine, die im Beginn der Mittelohrentzündung schon in ihrem exsudativen Stadium durch Fenstereinbrüche entsteht, und die andere, welche durch allmähliche Zerstörung des Knochens zustande kommt und im proliferativen oder Spätstadium der Otitis media auftritt.

Die Symptome der Labyrinthentzündung bestehen in Erbrechen, Schwindel und Nystagmus (Augenzittern). Die übrigen Symptome, wie Ohrgeräusche, hochgrade Schwerhörigkeit und Taubheit treten im Krankheitsbilde weniger hervor.

Die Labyrinthitis ist eine sehr gefährliche Komplikation, die in einem sehr großen Prozentsatz zum Tode infolge Meningitis führt. Die Entscheidung, ob zu operieren ist oder nicht, ist sehr schwierig und kann nur von einem sehr erfahrenen Ohrenarzt entschieden werden.

Am besten wird der Praktiker tun, auf die Symptome Schwindel und Nystagmus zu achten und bei Eintritt dieser Symptome den Fall sofort an den Facharzt oder an eine Heilanstalt abzugeben. Bezüglich des Schwindels sei noch bemerkt, daß der vom Labyrinth ausgelöste Schwindel ein typischer Drehschwindel ist; die Kranken haben dabei ein ähnliches Gefühl wie jemand, der in einem Karussell fährt, nach dem plötzlichen Anhalten. Der vestibuläre Nystagmus ist eine gleichsinnige Bewegung beider Augen, die aus einer raschen und einer langsamen Komponente besteht. Die Bewegungen können nach links, rechts, oben und unten gerichtet sein und rein horizontal, vertikal oder rotatorisch sein oder es kann eine Kombination eintreten, indem sich beispielsweise der horizontale Nystagmus mit dem rotatorischen kombiniert. Man prüft den Nystagmus, indem man den Patienten auf den in zirka einem halben Meter Entfernung gehaltenen Finger blicken läßt. Am häufigsten kommt der horizontale Nystagmus vor, den man bei seitlicher Blickrichtung prüft. Doch soll man den Nystagmus nicht bei maximal seitwärts gerichtetem Blicke (Endstellung) prüfen, weil auch ohne Labyrinthitis bei normalem Labyrinth bei Neurotikern ein solcher Nystagmus beobachtet wird.

2. Hirnabszeß.

Der Hirnabszeß ist eine bei der akuten Mittelohrentzündung nicht sehr häufige Komplikation. Wir unterscheiden Großhirnabszesse und Kleinhirnabszesse. Die **Großhirnabszesse** befinden sich im Schläfelappen und entstehen infolge Durchwanderung der Entzündung durch das Dach der Paukenhöhle oder des Antrums und durch die Dura der mittleren Schädelgrube. Die **Kleinhirnabszesse** kommen entweder infolge Durchwanderung der Entzündung durch das Labyrinth oder durch die Dura der hinteren Schädelgrube zustande.

Verlauf. Im Verlaufe der Hirnabszesse unterscheiden wir das latente, das manifeste und das komatöse Stadium.

Die Erkennung eines Hirnabzesses im **latenten Stadium** ist schwierig. Leichter **Kopfschmerz und Pulsverlangsamung** sind seine wichtigsten Kennzeichen. Bei Prüfung der Reflexe fällt bei genauer Beobachtung schon meistens sehr früh der positive Ausfall des Fußsohlenreflexes nach Babinski auf. (Man prüft den Fußsohlenreflex, indem man bei liegenden Kranken mit dem Stiel eines Perkussionshammers von hinten nach vorn über die Fußsohle fährt, dabei streicht man möglichst nahe dem äußeren Fußrand entlang bis nach vorn über die Köpfchen der Metatarsalknochen. Beweisend für den Ausfall des Reflexes ist das Verhalten der großen Zehe. Bewegt sich die große Zehe im Sinne einer Dorsalflexion, so ist der Fußsohlenreflex nach Babinski positiv und dies weist auf einen Hirnabszeß hin.)

Im **manifesten Stadium** tritt bei linksseitigem Schläfelappenabszeß bei Rechtshändern eine auffällige Sprachstörung ein; es kann sich um amnestische Aphasie (Wortvergessenheit) oder sensorische Aphasie (Worttaubheit) handeln. Ferner sind sehr charakteristisch halbseitige Paresen oder Paralysen und ebenso halbseitige Konvulsionen. Erbrechen ist ebenfalls häufig. Zeitweilige oder dauernde Bewußtlosigkeit gehört meistens schon dem Endstadium an und leitet das **komatöse Stadium** ein.

Tritt im Verlaufe einer Mittelohrentzündung Kopfschmerz, Pulsverlangsamung, Erbrechen, halbseitige Parese oder Paralyse Sprachstörung oder auch nur eines dieser Symptome auf, so muß man an Großhirnabszeß denken. Beim Kleinhirnabszeß sind dieselben Erscheinungen zu konstatieren mit Ausnahme der Sprachstörungen, außerdem aber Gleichgewichtsstörungen, Schwindel und Nystagmus.

Therapie. Die Behandlung der Hirnabszesse ist eine operative. Prognostisch sind die Schläfelappenabszesse günstiger (25 % Heilung), die Kleinhirnabszesse jedoch geben eine sehr schlechte Prognose.

Der s u b d u r a l e Abszeß hat eine geringe praktische Bedeutung, ebenso der extradurale Abszeß, zumal ihre Diagnose auf sehr große Schwierigkeiten stößt. Es wird deshalb von einer besonderen Besprechung dieser beiden Komplikationen abgesehen.

3. Sinusthrombose.

A n a t o m i s c h sei bemerkt, daß das Schläfebein in großer Ausdehnung mit Hirnblutleitern in örtlicher Beziehung steht, und zwar vor allem mit dem Sinus transversus. Es ist dies ein großer Hirnsinus, der am Confluens sinuum beginnt, das ist an der Stelle, an welcher sich der Sinus sagittalis am Hinterhauptsbeine in die beiden Sinus transversus teilt. Man unterscheidet am Sinus transversus einen horizontal verlaufenden und einen vertikalen Abschnitt. Der vertikale Abschnitt macht eine S-förmige Biegung und mündet in den Bulbus venae jugularis ein. Der S-förmig gekrümmte Teil des Sinus transversus liegt in einer Knochenrinne, die sich an der Innenseite des Processus mastoideus befindet und wegen ihrer Form Sulcus sigmoideus genannt wird. Die Ohrenärzte nennen daher dieses im Sulcus sigmoideus gelegene Stück des Sinus lateralis: Sinus sigmoideus. Es ist dies derjenige Teil, welcher infolge seiner Lagebeziehung zum Schläfebein am häufigsten erkrankt. Der Sinus sigmoideus mündet in den Bulbus venae jugularis, welcher mit seiner Kuppe unmittelbar unter dem Boden der Paukenhöhle liegt. Da der Knochen am Paukenboden häufig Lücken besitzt, grenzt die Schleimhaut unmittelbar an die häutige Wand des Bulbus an. — Außerdem befindet sich an der oberen Pyramidenkante ein meistens nur kleiner Sinus, der Sinus petrosus superior; er zweigt vom Sinus transversus ab und mündet in den Sinus cavernosus.

Pathologische Anatomie. Die Sinusthrombose entsteht entweder infolge direkten Übergreifens der Entzündung auf die Venenwand oder durch Fortsetzung einer Thrombose der kleinen Knochenvenen, die in den Sinus und Bulbus einmünden. Die Thrombose kann entweder bloß die kranke Stelle der Wand bedecken (wandständiger Thrombus), ohne das Lumen vollkommen zu verschließen, oder es kann das Lumen gänzlich ausgefüllt sein (obturierender Thrombus). Weiters kann der Thrombus einmal nicht von Bakterien infiziert sein und hat dann die Tendenz sich zu organisieren und auszuheilen oder er kann ein anderesmal infiziert sein und dann vereitert er. — Lösen sich von dem Thrombus Teile ab, die infiziert sind und die eine gewisse Größe besitzen, so bilden sich Embolien in der Lunge, die zu metastatischen Lungenabszessen führen; sind die Partikel sehr klein, so daß sie den Lungenkreislauf passieren, so kommt es zur Aussaat an den serösen Häuten, am häufigsten in den Gelenken.

Symptome. Das wichtigste Zeichen einer Erkrankung eines Hirnblutleiters ist das F i e b e r, und zwar hat dieses wenigstens im Beginne der Erkrankung einen intermittierenden Charakter. Wenn bei einer akuten Mittelohrentzündung die Temperatur innerhalb weniger Stunden von 36·5 auf 40 oder 41° steigt und dann ebenso rasch zur Norm oder fast zur Norm abfällt, so muß man an Sinusthrombose denken. In der Regel tritt auf der Höhe des Fiebers ein Schüttelfrost ein, worauf die Temperatur unter Schweißausbruch wieder sinkt. Oft aber ist der Frost nicht so deutlich, es handelt sich bloß um ein Kältegefühl, dem aber Schweißausbruch folgt; ja manches Mal fehlt auch diese Andeutung von Frost und es tritt nur Schweißausbruch ein. Bei längerer Dauer der Erkrankung und bei Kindern sinkt das Fieber manches Mal nicht zur Norm ab, sondern es bleibt hoch, zwischen 38 und 39 und erhebt sich zeitweise unter Frost bis 40 oder 41.

Das zweite wichtigste Kennzeichen der Sinusthrombose sind die M e t a s t a s e n, weniger die in der Lunge als die in den Gelenken, von denen die Knie- und Sprunggelenke bevorzugt werden.

Unter den örtlichen Kennzeichen der Sinusthrombose ist eine D r u c k s c h m e r z h a f t i g k e i t der Weichteile am Emmissarium mastoideum das wichtigste; dieses liegt an der hinteren Grenze des Warzenfortsatzes und bildet die Austrittstelle der vom Sinus sigmoideus nach außen führenden Vena emissarii. Besteht ein perisinuöser Abszeß oder eine Sinusthrombose, so setzt sich die Entzündung auch auf die Vena emissarii fort. Diese infolge Phlebitis oder Periphlebitis der Vena emissarii auftretende Schmerzhaftigkeit ist sehr charakteristisch, besonders in denjenigen Fällen, in welchen der übrige Warzenfortsatz sehr wenig druckempfindlich ist, was bei älteren Leuten mit dicker Corticalis des Warzenfortsatzes vorkommt.

Ein weiteres Kennzeichen der Sinusthrombose ist eine S c h m e r z h a f t i g k e i t d e r V e n a j u g u l a r i s in ihrem

Verlaufe am inneren Rande des Kopfnickers vom Trigonum caroticum nach aufwärts. Diese Druckschmerzhaftigkeit rührt ebenfalls von einer Periphlebitis her, die sich von oben her fortsetzt, oder es ist die Jugularis infolge fortschreitender Thrombose selbst schon thrombosiert. Im Beginne handelt es sich aber meistens nur um Periphlebitis, wobei auch die Drüsen anschwellen und ebenfalls druckempfindlich werden.

Das Allgemeinbefinden ist im Beginne der Sinusthrombose in der fieberfreien Zeit meistens überraschend gut; es besteht Appetit; wenn es sich um Kinder handelt, so trifft man sie spielend im Bette, so daß die Angehörigen gar nicht glauben können, daß eine ernstliche Erkrankung besteht. Nur bei Eintritt des hohen Fiebers liegen die Kinder matt mit glühenden Wangen im Bette, bis unter Schweißausbruch das Fieber wieder abfällt. Ein wichtiges Kennzeichen der Sinusthrombose ist die trockene lederartige Zunge, das gelbliche Kolorit, die Milzschwellung. Bei vielen Fällen tritt eine akute, meistens haemorrhagische Nephritis auf, weshalb der Harn öfters untersucht werden soll.

Otogene Sepsis.

Von dem Bilde der Pyämie und Septicämie wird ein Krankheitsbild abgesondert und als otogene Sepsis bezeichnet, das sich wesentlich nur durch die Art des Fiebers unterscheidet, indem keine so tiefen Intermissionen oder Remissionen vorkommen, das Fieber vielmehr als eine unregelmäßige hohe Continua auftritt. Der Puls ist dabei sehr frequent und klein, das Sensorium getrübt, die Gesichtsfarbe wächsern, die Zunge trocken. Anstatt zu Metastasen kommt es zu septischer Endocarditis, Nephritis und schwerer Schädigung der inneren Organe. Operiert man derartige Fälle und legt man den Sinus frei, so findet man keine obturierende Thrombose des Sinus sigmoideus und auch sonst läßt sich keine Ursache finden außer einer hochgradigen eitrigen Entzündung des Warzenfortsatzes. Es handelt sich da um eine Blutvergiftung, welche direkt ohne Vermittlung einer Thrombose der Hirnblutleiter von dem erkrankten Warzenfortsatz aus durch Resorption der Bakterien oder deren Toxine zustande kommt. Werden solche Fälle rechtzeitig operiert und handelt es sich um junge, sonst gesunde Individuen und um eine leichte Infektion, so gelingt es fast stets, sie zu retten; bei schwerer Infektion und geschwächtem Herzen erliegen sie jedoch innerhalb weniger Tage an Herzschwäche.

Diagnose. Treten im Verlaufe der akuten Mittelohrentzündung Erscheinungen der Pyämie oder Septicopyämie (im ersteren Falle besteht intermittierendes, im zweiten remittierendes Fieber) auf, so ist die Diagnose Sinusthrombose nicht zu verfehlen.

Schwieriger ist sie, wenn Schüttelfröste fehlen. Man muß aber stets an Sinusthrombose denken, wenn im Verlaufe einer Mittelohrentzündung hohes Fieber länger als fünf Tage anhält oder wenn es, nachdem der Kranke bereits nahezu fieberfrei war, wieder hoch ansteigt.

Allerdings muß eine andere Ursache des Fiebers ausgeschlossen werden, insbesondere muß eine Pneumonie, eine Infektionskrankheit, eine Erkrankung des anderen Ohres fehlen.

Prognose. Sinusthrombose kann spontan heilen, was aus Obduktionsbefunden hervorgeht. Sie verläuft aber in diesen Fällen symptomlos. Wenn pyämische oder septicopyämische Erscheinungen vorhanden sind, handelt es sich stets um vereiterte Thromben und diese Erkrankung führt, wenn nicht rechtzeitig operativ eingegriffen wird, zum Tode, und zwar entweder infolge der Allgemeininfektion an Herzschwäche oder infolge des Lungenabszesses. Nicht selten kommt es zur Fortleitung auf den Sinus cavernosus, zur Orbitalphlegmone und zur Meningitis, zum Hirnabszeß und zur Meningitis oder zu tiefen Senkungsabszessen am Halse.

Therapie. Die Behandlung der Sinusthrombose ist in erster Linie eine operative. Der Krankheitsherd im Warzenfortsatze muß ausgeräumt, der kranke Sinus freigelegt, der Thrombus entfernt, die Sinuswand exzidiert und nötigenfalls die Vena jugularis unterbunden werden.

Erst in zweiter Linie kommt dann die Behandlung der septischen Erkrankung in Betracht, die in Kräftigung des Organismus durch allgemeine Maßnahmen (Tropfklysma) und durch Unterstützung der Abwehrkräfte besteht. Namentlich ist die Herztätigkeit zu beleben, die durch die Erkrankung am meisten in Mitleidenschaft gezogen wird. Gegen die Infektion selbst wendet man am besten intravenöse Injektionen von Trypaflavin, Argoflavin und Argochrom an. Sehr zweckmäßig ist es ferner, aus den in dem Thrombus gefundenen Bakterien, meistens Streptokokken, eine Auto-Vaccine machen zu lassen und diese dem Patienten subkutan zu injizieren.

Sehr viel zu schaffen machen manchmal Lungenkomplikationen, namentlich wenn Abszesse in den Pleuraraum durchgebrochen sind. Man darf in solchen Fällen nicht nachlassen, sondern muß, wenn das Allgemeinbefinden es nur halbwegs erlaubt, die Rippenresektion und Drainage des Pleuraraumes vornehmen.

4. Meningitis.

Die Meningitis ist leider eine häufige Folgeerscheinung der akuten Mittelohrentzündung.

Sie entsteht erstens durch direkte Überleitung auf dem Blut- oder Lymphwege auf präformierten Bahnen oder durch Zerstörung des Knochens und der Dura der mittleren oder der hinteren Schädelgrube, zweitens auf dem Wege über das Labyrinth, so daß also zuerst eine Labyrinthentzündung und von dieser ausgehend die Meningitis entsteht, drittens über eine Sinusthrombose, und zwar sehr häufig nach Vereiterung des Bulbus venae jugularis, viertens von einem Hirnabszeß aus, meistens infolge Durchbruches des Abszesses in den Ventrikel und endlich fünftens infolge eines subduralen Abszesses.

Die Meningitis entsteht also entweder als erste Komplikation von einer Mittelohrentzündung oder sie wird von einer anderen bereits bestehenden Komplikation herbeigeführt.

Auch hier haben wir zwei Verlaufstypen zu unterscheiden. Erstens die Frühmeningitis und zweitens die Spätmeningitis.

Frühmeningitis.

Die Frühmeningitis ist die Folge einer meistens sehr stürmisch verlaufenden Mittelohrentzündung, wie sie beispielsweise bei der Grippe auftritt. Zum Eintritt einer Meningitis ist aber nicht nötig, daß die Eiteransammlung im Mittelohre hochgradig ist; wenn besondere anatomische Verhältnisse vorliegen, wie angeborene oder erworbene Defekte des knöchernen Tegmens oder breite Gefäßverbindungsgänge, so genügt bei virulenter Infektion schon eine sich in gewöhnlichen Grenzen haltende Exsudation in den pneumatischen Räumen zur Entstehung der Meningitis. Der Verlauf ist dann folgender: Unter sehr heftigem Schmerze und meistens sehr hohem Fieber setzt die Erkrankung plötzlich ein. Das Trommelfell zeigt haemorrhagische Blasen und ist oft wenig geschwollen, der Warzenfortsatz ist wenig empfindlich. Es wird Paracentese gemacht, es fließt aber nicht viel Exsudat ab; die Ohrschmerzen werden sehr heftig und nach zwei Tagen treten rasende Kopfschmerzen hinzu. Plötzlich wird der Kranke nach vorhergegangenem Erbrechen bewußtlos und stirbt drei bis fünf Tage nach Beginn der ersten Erscheinungen. Die

Sektion ergibt eitrige Meningitis, ausgehend von einer akuten Mittelohrentzündung, welche sich durch das Dach des Mittelohres und die Dura der mittleren Schädelgrube entlang sehr breiten Gefäßverbindungen, Defekten im Knochen oder kleinen Hirnhernien, die sich bei gesteigertem Hirndruck manchmal aus Pacchionischen Granulationen entwickeln und sich in die Paukenhöhle einstülpen, fortgepflanzt hat.

In manchen Fällen entsteht aber die Meningitis ganz unabhängig von der Otitis media, sie besteht dann neben dieser; beide Erkrankungen, die Meningitis einerseits und die Otitis andererseits sind dann verschiedene Lokalisationen ein und derselben Infektion, zum Beispiel der Influenza.

Spätmeningitis.

Die S p ä t m e n i n g i t i s entsteht infolge ausgedehnter Zerstörung des Knochens und Durchbruches der Dura mater. Meistens handelt es sich um schleichende Mittelohrentzündungen, die durch den Streptococcus mucosus hervorgerufen werden. Diese Mittelohrentzündungen verlaufen unter dem Bilde eines Mittelohrkatarrhs oder einer sehr leichten Mittelohrentzündung. Die meningealen Symptome treten hier sehr langsam auf. Das erste und wichtigste Symptom ist der K o p f s c h m e r z, der entweder auf der kranken Seite oder in der Stirn lokalisiert ist. Gelegentlich wird über rheumatoide Schmerzen in den Gliedern geklagt. Meistens tritt dann plötzlich, oft zwei bis drei Monate nach Beginn der Erkrankung, die ganz leicht genommen wurde, das volle Bild der Meningitis ein.

Diagnose. Das typische Bild der Meningitis ist bekannt. Nackensteifigkeit, Hauthyperästhesie und Kernigsche Flexionskontraktur bilden diejenigen Symptome, welche die Diagnose der Meningitis sichern. Wenn wir aber einmal diese Symptome feststellen, dann ist es meistens schon zu spät. Die Zahl der Fälle, welche diese vollausgeprägten Symptome darbieten und noch geheilt werden können, ist gering. Wir müssen daher alles daran setzen, die Erkrankung früher der Behandlung und Heilung zuzuführen, ehe diese Symptome eintreten. Genaue scharfe Grenzlinien lassen sich nicht ziehen, weil der Verlauf der Mittelohrentzündung sehr wechselnd ist und viele Momente mitspielen, die sich nur auf Grund langjähriger Erfahrung gewissermaßen intuitiv erfassen lassen, für die es aber keine allgemeinen Regeln gibt. Im allgemeinen ist zu sagen, daß K o p f s c h m e r z e n u n d E r b r e c h e n im Verlaufe einer Mittelohrentzündung ein sehr bedenkliches, zumeist auf meningealer Reizung beruhendes Symptom darstellen. Besteht der Verdacht auf beginnende Meningitis, so ist die Lumbalpunktion das sicherste Mittel, um uns über den Zustand der Meningitis Klarheit zu verschaffen; es genügt aber nicht bloß die Konstatierung, ob der Liquor cerebrospinalis unter Druck abläuft und ob er klar oder getrübt ist, es muß vielmehr eine Zählung der Zellen, welche im Kubikmillimeter enthalten sind, vorgenommen werden; die Anwesenheit von fünf Zellen (weißen Blutzellen) ist bereits als Zeichen einer meningealen Reizung zu betrachten.

Pogrnose. Die Meningitis endet, wenn nicht rechtzeitig eingegriffen wird, ausnahmslos letal. Auch die Behandlung führt nur in den Fällen zum Ziel, in welchen es sich nicht um eine durch hochvirulente Bakterien hervorgerufene Entzündung handelt, sondern um milde Formen mit Bakterien geringer Viulenz. Finden sich im eitrigen Lumbalpunktat Streptokokken und bestehen schwere Krankheitssymptome, so ist der Kranke fast ausnahmslos verloren.

Behandlung. Das wichtigste in der Behandlung ist das rechtzeitige operative Eingreifen bei den die Meningitis verursachenden Prozessen, bei den Entzündungen im Warzenfortsatze und besonders bei der Labyrinthentzündung. Es handelt sich also vor allem darum, es nicht zur Meningitis kommen zu lassen. Der praktische Arzt hat bei der Behandlung der akuten Mittelohrentzündung stets an die Möglichkeit des Auftretens von Verwicklungen zu denken und soll nicht erst warten, bis eindeutige Zeichen der Meningitis auftreten, denn hier kann man ein Wort Körners variierend sagen, „Auf Zeichen warten, heißt auf Leichen warten". Denn wenn einmal das Kernigsche Symptom, Nackensteifigkeit und Hauthyperästhesie vorhanden ist, dann ist es fast immer schon zu spät.

Was soll nun der praktische Arzt machen, wenn er bei einem Kranken, der bei ihm mit Mittelohrentzündung in Behandlung steht, Kopfschmerz, Erbrechen oder Schwindel und Nystagmus feststellt?

Er wird erstens trachten, den Kranken so rasch als möglich der Behandlung eines Facharztes (Heilanstalt) zuzuführen. Ist diese Übergabe erst in einiger Zeit durchführbar, infolge Transportschwierigkeiten oder dergleichen, so kann prophylaktisch eine intravenöse (oder intramuskuläre) Urotropininjektion gemacht werden. Während ich im Laufe der Jahre von der internen Darreichung von Urotropin bei Ohrleiden nur sehr wenig Gutes gesehen habe, glaube ich von der intravenösen Urotropin-Therapie bemerkenswerte Erfolge feststellen zu können. Ich gebe zweimal täglich fünf Kubikzentimeter Urotropin der 40% Lösung intravenös, wie sie in Originalampullen (Schering) im Handel sind. Werden diese Injektionen fortgesetzt, so können sie vielleicht den Ausbruch einer Meningitis auf einige Zeit verhindern oder wenigstens hinausschieben. Wird rechtzeitg der Entzündungsherd im Warzenfortsatz und die Komplikation (Labyrinthitis) operiert, so sind die Heilungsaussichten durch die fortlaufenden Urotropininjektionen gebessert. — Neben Urotropin kommen noch Argochrom, Trypaflavin als wirksam in Betracht, doch ziehe ich Urotropin wegen seiner Ungefährlichkeit vor.

Wenn der Primärherd operativ gründlich entfernt ist, so kommt außer der intravenösen Therapie noch die therapeutische Lumbalpunktion und die intralumbale Behandlung in Frage, welche Behandlung der praktische Arzt mitunter auch selbst durchführen kann.

Über den Wert der Lumbalpunktion sind die Ansichten geteilt, doch glaube ich, daß man auch bei vorsichtigster Beurteilung der Lumbalpunktion einen therapeutischen Wert nicht absprechen kann. Gute Erfolge habe ich ferner mit der intralumbalen Behandlung mit Urotropin gesehen. Man nimmt zur intralumbalen Behandlung die Lumbalpunktion in liegender Stellung vor, läßt zirka 10 bis 20 Kubikzentimeter je nach der Höhe des Druckes, unter dem der Liquor steht, abfließen und injiziert dann langsam durch die Punktionskanüle zehn Kubikzentimeter Urotropinlösung. In der Regel wird die Injektion anstandslos vertragen und nur selten treten vorübergehende Paraesthesien in den Beinen auf. Zu warnen ist vor Injektionen mit Argochrom in der gewöhnlichen Konzentration, weil es Lähmungen verursacht. Es könnte höchstens in sehr starken Verdünnungen versucht werden.

Die Durchspülung des Rückenmarkkanales vom Hinterhauptstich zum Lumbalstich hat bis jetzt keine größeren Erfolge aufzuweisen als die einfache intralumbale Behandlung. Obduktionen haben ergeben, daß sich die lumbalinjizierten Medikamente in den Ventrikeln vorfinden.

Ausgänge der Otitis media.

Die P r o g n o s e der akuten Mittelohrentzündung erscheint nicht ungünstig, wenn man alle, auch die leichtesten Formen mit einbezieht. Auch für die akute Mittelohr e i t e r u n g ist sie noch nicht als ungünstig zu bezeichnen, da die Gesamtmortalität nach den Berechnungen von Scheibe und Schlittler nicht einmal 0·5% beträgt. Anders verhält es sich jedoch mit den schweren Fällen; die Mortalität in dieser Gruppe ist ziemlich bedeutend, sie beträgt nach verschiedenen Statistiken zwischen 5 und 10%.

Die Mortalität ist besonders hoch bei den stürmisch verlaufenden Fällen, in welchen sich eine Komplikation, insbesondere die Meningitis, so rasch entwickelt, daß die Operation zu spät kommt. Aber auch wenn es noch möglich ist, vor dem Eintritt der Komplikation zu operieren, ist der Kranke damit noch nicht gerettet. Es kommt da nicht nur auf die Schwere der Infektion, sondern auch auf die Abwehrkräfte des Organismus im speziellen Falle an. Wird nach der Operation die Wunde trocken und tritt keine Granulationsbildung ein, so ist das ein prognostisch sehr ungünstiges Moment. Es unterliegen diese Kranken trotz aller angewendeten Mittel doch der Infektion. Günstiger steht es, wenn die Wundreaktion eine sehr kräftige ist, es werden dann auch schwere Komplikationen, wie die Sinusthrombose trotz metastatischer Abszesse und mehrfacher Eingriffe gut überstanden.

Sehr schlecht ist die Prognose auch in denjenigen Fällen, bei welchen sich nach einem scheinbar sehr milden Verlaufe der Mittelohrentzündung eine Meningitis entwickelt. Es handelt sich in diesen Fällen um Infektion mit Streptococcus mucosus und dadurch enden diese Fälle durchwegs letal. Auch wenn solche Fälle schon vor Eintritt der Meningitis operiert werden, ist die Prognose bei älteren Menschen nicht absolut günstig zu stellen, denn es kann sich in der Tiefe der Pyramide ein unzugänglicher Eiterherd befinden, von dem noch nach Monaten plötzlich eine Meningitis herbeigeführt werden kann.

Die beste Prognose unter den Fällen, welche einen operativen Eingriff erfordern, bieten diejenigen, bei denen sich in der dritten oder vierten Woche ein Abszeß (Empyem) im Warzenfortsatz entwickelt. Hier ist in der Regel eine günstige Reaktionsfähigkeit des Organismus zu erwarten. Diese Fälle heilen nach operativer Ausräumung des Warzenfortsatzes in drei bis sechs Wochen aus, zumeist sogar mit vollständiger Wiederherstellung des Gehörs.

Bezüglich des Lebensalters ist zu bemerken, daß ältere Leute und Kinder durch die akute Mittelohreiterung besonders gefährdet sind.

Die Kenntnis der **Gefährlichkeit** gewisser Formen der akuten Otitis media ist für den praktischen Arzt von der größten

Bedeutung, denn die meisten Todesfälle haben ihre Ursache in einer mangelnden Erkenntnis der Gefahren der Mittelohrentzündung und — der nicht rechtzeitigen Zuweisung zur Operation. Diese Gefahr einer Verschleppung der Erkrankung wird noch vermehrt durch die geringfügigen Erscheinungen, welche sie hervorrufen, und zwar deshalb, weil der Kranke die Notwendigkeit eines operativen Eingriffes nicht einsieht.

Auch für den Operateur ist die Frage der Indikationsstellung zur Operation nur bei deutlichen Zeichen eines Abszesses oder bei Bestehen einer Komplikation leicht, weil in solchen Fällen an der Notwendigkeit der Operation nicht gezweifelt werden kann, da die Indikation eine absolute ist. Anders aber in den Frühfällen, die mit stürmischen Erscheinungen einhergehen. Hier in allen Fällen das Richtige zu treffen ist sehr schwierig. Will der Operateur Unglücksfälle vermeiden, so wird er darauf drängen, daß schon frühzeitig eingegriffen wird. Es besteht aber stets die Möglichkeit, daß trotz Nichtbefolgung seines Rates und trotz Unterbleibens der Operation der Fall — spontan — ausheilt. Ein solches Ereignis ist dann sehr leicht geeignet, das Ansehen des Operateurs zu schädigen. Es empfiehlt sich in solchen zweifelhaften Fällen, dem Kranken oder dessen Angehörigen die Gefahren des Zuwartens klarzulegen, andererseits aber auch auf die Möglichkeit einer Spontanheilung hinzuweisen. Bei der relativ geringen Gefahr, die eine von kundiger Hand ausgeführte Operation bietet, ist diese wohl meistens als das geringere Übel vorzuziehen. Wenn trotz der Darstellung der Sachlage zugewartet wird, so fällt die Verantwortung für den unglücklichen Ausgang nicht auf den Arzt.

Im übrigen heilt, wie eingangs erwähnt, die Mittelohrentzündung in der Regel aus, nachdem sie je nach der Schwere der Erkrankung längere oder kürzere Zeit gedauert hat. Hatte eine Perforation des Trommelfelles bestanden, so schließt sie sich nach den Aufhören der Eiterung in der überwiegenden Mehrzahl der Fälle vollkommen; oft ist nach längerer Zeit nicht einmal eine deutliche Narbe am Trommelfell mit freiem Auge zu finden. Auch das Gehör stellt sich wieder her.

In manchen Fällen heilt aber die akute Entzündung nicht aus, sie geht vielmehr in die c h r o n i s c h e Form über. Ist das Trommelfell nicht perforiert gewesen, handelte es also um einen Mittelohrkatarrh, so besteht die Schwerhörigkeit weiter, die sich durch Lufteinblasungen nur vorübergehend bessern läßt. Die Ursache dieser chronischen Katarrhe liegt in Erkrankungen der

Nase und des Rachens und eine Heilung ist erst nach Beseitigung der Nasen- und Rachenleiden möglich.

Bestand aber eine Mittelohrentzündung mit Perforation des Trommelfelles, so sind bei der chronischen Mittelohrentzündung zwei Möglichkeiten vorhanden. Entweder es handelt sich um einfache Schleimhauteiterung, wie sie bei der gewöhnlichen akuten Mittelohreiterung besteht; die Sekretion dauert nur weiter an; meistens wird die Perforation etwas größer, als sie bei der akuten Entzündung gewesen war, stecknadelkopf- oder linsengroß, sie kann zentral gelegen oder herzförmig sein. Die Ursache für das Weiterbestehen der Eiterung besteht auch in diesen Fällen meistens in einer Affektion der Nase und des Rachens. Prognostisch sind diese Eiterungen aber nicht ungünstig, sie heilen bei entsprechender Behandlung in der Regel aus und führen nur selten zum Tode.

Ganz anders steht es mit den nach Scharlach, Masern und Typhus zurückbleibenden chronischen Ohreiterungen. Bei diesen handelt es sich um sogenannte C h o l e s t e a t o m e des Mittelohres, welche durch Einwachsen der Haut des äußeren Gehörganges durch die Perforation des Trommelfelles in die Paukenhöhle und in das Antrum entstehen. Bei Scharlach und Masern kommt es nämlich bei den akuten Mittelohreiterungen zu Nekrosen der Schleimhaut in der Paukenhöhle und im Antrum. Im Heilungsstadium bedecken sich diese nekrotischen Partien mit Granulationsgewebe; indem nun die Epidermis über dieses Granulationsgewebe hinwegwächst, wandert sie in die Hohlräume des Mittelohres ein, häuft sich infolge Desquamation dort an und destruiert durch Druck und Unterhalten der Eiterung den Knochen des Felsenbeines, wodurch tödliche Komplikationen hervorgerufen werden. Während also die Gefährlichkeit der einfachen chronischen Mittelohreiterung gering ist, gehört die chronische Mittelohreiterung mit Cholesteatom zu den gefährlichsten Erkrankungen, zumal ihr meistens jugendliche und sonst ganz gesunde Individuen zum Opfer fallen.

Verlag von Julius Springer in Wien I.

Medizinisches Seminar

Herausgegeben vom
Wissenschaftlichen Ausschuß des Wiener medizinischen
Doktorenkollegiums

508 Seiten. 1926. In Leinwand gebunden Reichsmark 13·50.

Aus den Besprechungen:

Eine ungemein interessante Fülle von Fragen aus allen Gebieten der ärztlichen Praxis ist hier in anregendster Weise besprochen. Besonders wertvoll wird das Buch durch ein umfassendes Register. Es ist ein Buch, **aus dem besonders der Praktiker einen selten großen Gewinn haben** kann und in dem er auf die meisten ihn beschäftigenden Fragen eine Antwort finden wird. *Klinische Wochenschrift.*

Es ist kaum glaublich, welchen Reichtum von Begriffen dieses nur 500 Seiten lange Buch enthält und mit welcher Leichtigkeit sie dem Verständnis nahegebracht werden. Der Erfolg dieser Art von Fortbildung scheint mir gerade in dem nicht systematischen Charakter der ganzen Anlage, positiv ausgedrückt, in der **ungemein reichen** und, wie aus den Stichproben hervorgeht, **übersichtlichen, bescheidenen, nicht hochtrabenden Fragestellung** aus dem Gesamtgebiete der Medizin zu liegen. *Münchner medizinische Wochenschrift.*

Das Buch verdankt seine Entstehung den von dem Wiener medizinischen Doktorenkollegium allwöchentlich veranstalteten Seminarabenden, in welchen Fragen aus allen Wissensgebieten der Medizin in zwangloser Weise einer erläuternden Besprechung von zuständiger Seite unterzogen wurden. Die Entstehung erklärt auch Form und Inhalt. Probleme, welche den gewissenhaften Arzt zufolge seiner praktischen Tätigkeit beschäftigen, werden erörtert, daher sind es **vor allem therapeutische und differentialdiagnostische Fragen,** welche hier ihre klare und sachgemäße Beantwortung gefunden haben. Das Buch, dessen Inhalt alphabetisch nach Schlagwörtern auf das übersichtlichste geordnet ist, wird dann vor allem erwünscht sein, wenn eine rasche und prägnante und dem letzten Stande der Forschung entsprechende Orientierung über ein Wissensgebiet der Medizin gesucht wird. So wird dieses Buch sowohl dem **praktischen Arzte, als auch dem Facharzte,** letzterem zur raschen Belehrung über ein ihm fernerstehendes Gebiet, äußerst willkommen sein.
Zentralblatt für Haut- und Geschlechtskrankheiten.

Ein zweiter Band erscheint im Juni 1928.

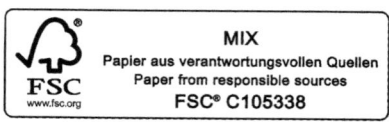

If you have any concerns about our products,
you can contact us on
ProductSafety@springernature.com

In case Publisher is established outside the EU,
the EU authorized representative is:
**Springer Nature Customer Service Center GmbH
Europaplatz 3, 69115 Heidelberg, Germany**

Printed by Libri Plureos GmbH
in Hamburg, Germany